中央电视台《中华医药》栏目组 编著

药膳
就该这样吃

上海科学技术文献出版社
Shanghai Scientific and Technological Literature Press

图书在版编目（CIP）数据

药膳就该这样吃 / 中央电视台《中华医药》栏目组编著．
—上海：上海科学技术文献出版社，2021
ISBN 978-7-5439-8171-3

Ⅰ．①药…　Ⅱ．①中…　Ⅲ．①食物养生—药膳　Ⅳ．
① R247.1 ② TS972.161

中国版本图书馆 CIP 数据核字（2020）第 144220 号

策划编辑：张　树
责任编辑：付婷婷　张亚妮
封面设计：李　楠

药膳就该这样吃
YAOSHAN JIUGAI ZHEYANG CHI
中央电视台《中华医药》栏目组　编著
出版发行：上海科学技术文献出版社
地　　址：上海市长乐路 746 号
邮政编码：200040
经　　销：全国新华书店
印　　刷：常熟市人民印刷有限公司
开　　本：720mm×1000mm　1/16
印　　张：15.75
字　　数：216 000
版　　次：2021 年 1 月第 1 版　2021 年 1 月第 1 次印刷
书　　号：ISBN 978-7-5439-8171-3
定　　价：58.00 元
http://www.sstlp.com

目　　录

吉良晨谈养生

人体养生的方法有很多,主要可分为药养、食养和气养。

吉良晨(北京中医医院主任医师):所谓药养,就是通过药物使人的机体达到一个平衡的状态。人的身体有病就是身体失去了平衡,总的来说就是阴阳失去平衡、气血失去平衡、内脏失去平衡,内外统一发生问题了。中医认为平则不病,不平则病。平是指平衡,平衡就没有病;不平则病,就是如果不平衡就会有病产生了。所谓食养,主要是通过饮食结构的调整,来达到养生的目的。

而相对药养和食养来讲,更提倡的是气养。

吉良晨:所谓气养,一是可以调理正气,让正气充沛,增强人的免疫功能和抗病能力,这样才能提高人的生命系数。另一个就是不生气,人在一辈子的生活、工作中总会遇到这样那样的矛盾,生气也是不可避免的,但只要善于调节自己,就能够达到一种气养的目的。

人们平时听音乐、绘画、品茗、下棋等都是调节情志以养生的好方法,在进行这些养生活动的同时,人们更应该重视精、气、神的培养。

吉良晨:过去老百姓一般讲,天有三宝是日、月、星;地有三宝是水、火、风;人有三宝就是精、气、神。人没有精气神就不行,现在社会在进展,经济在发展,生活工作节律快,人就需要有一定的精力,如果精力不充沛的话,就会显得神气不足。

锻炼精气神的方法有很多,主要可分为动功和静功。动功有八段锦、太极拳等;静功则以站桩、打坐为主。而衡量一个人精气神是否充足的一个简单方法,就是看他口内的津液是否充足。

吉良晨：人要生活，要能活下去，从汉字的"活"来看，就是一个三点水加个"舌"字。舌头的舌字，舌旁总有水就活，感觉口腔总是干燥，就说明精气不足。

木香是中医常用的一种行气药。说起木香这个药名，还是有些来历的。木香原来并不叫木香，而叫蜜香。由于另一种中药沉香的别名中已有"蜜香"之称，为防止混淆，人们就将其改名为青木香，谁知这个名字也已经被用了，中药马兜铃的根也叫青木香，没办法，这取名也要讲究先来后到，只好叫木香。木香的香气如蜜，因而木香花有七里香、十里香的雅号。在中医古籍中，曾把木香称为"治气之总药"，也就是说木香对调理气机非常重要。但同时中医专家又认为木香是"辛香耗散之品"，因而过滥和过量使用会耗散人体之气。

俗话说，人活着要有精气神，一个人是否精力充沛，从他口中的津液是否充足就能看出来。那么，怎样才能使人的津液充沛呢？

吉良晨：一般来说，吞津在进行前要准备好姿势，站也可以，坐也可以。坐一定要坐正，头要往上顶，要头顶青天；脚往下踏，要脚踏大地；呼吸时气息要平静。坐着时两手搭在大腿面上，心情要平静下来，这时要求舌抵上腭，牙齿合拢，口唇微闭，全身放松。

开始用舌头搅拌口腔，当搅拌口腔感觉有唾液的时候，可以存起来，不要往下咽，这是第一口；第二口，再用舌头搅拌，也把它积蓄起来，不要往下咽；第三口的时候，唾液积满了，感觉口腔里液体比较多了，开始鼓漱，就跟漱口似的。这时候，往上一提气咽下去，咽下去时自己感觉这口津液从任脉逐渐向下行，一直到丹田。

这里有一个问题需要注意，就是开始的时候，口腔里是比较干燥的，也可以说是津液比较少的。当不断地锻炼时，舌头经常在口腔中搅拌，津液就不断在口腔中滋生，当口腔的津液越来越满的时候，就达到了饱和状态。

往下咽时要求鼓荡有声,吞之有声,就是要用气把它顺下来,这不是单纯的一个津液问题,这就是所谓的炼津化气。这个津液就是物质基础,是精的组成部分。

(朱勤效)

清明时节话饮茶

关|键|词

喝茶能够补充人体所需的多种物质

《黄帝内经》曰:"法于阴阳,和于术数,食饮有节,起居有常,不妄作劳。"以此为核心的中华养生之道,经几千年流传至今,在现代文明中光华依旧。

中国人讲究喝茶,更讲究喝清明前的茶。不过,您想过吗? 茶叶也可以入药。

我们知道世界上约有一半的人喝茶,所以茶当之无愧地成为世界三大饮料之一。喝茶的好处绝不仅仅在于清心爽口,根据中国古代医书的记载,喝茶可以预防和治疗多种疾病,可见喝茶与身体健康有着密切的关系。

茶叶

成　分:生物碱,黄酮类,维生素 A、维生素 B、维生素 C、维生素 P 等。

功　用:兴奋强心,消肿利尿,杀菌消炎。适用于肠炎、细菌性痢疾、心脏病水肿、心力衰竭等。外用于清洗溃疡可清洁创面。

茶叶含有多种对人体有明显保健作用的成分,既有化合物茶多酚、维生素、氨基酸、咖啡因等，又有钾、锌、硒等多种矿物质，所以喝茶可以利尿、兴奋强心、杀菌消炎。如果因为呼吸中枢受到抑制而呼吸微弱、昏迷不醒，灌些浓茶也是一种很好的暂时急救办法。喝茶还可以增强记忆力、消除疲劳，使身心得到放松。

喝茶能够补充人体所需的多种营养，这既是人们长期饮茶的实践经验，同时也被近代科学所证明。据调查，有喝茶习惯的人高血压与冠心病的发病率明显低于不喝茶的人。同时，茶对痢疾、急性肠胃炎等疾病也有一定的疗效。其中，绿茶由于含有较高的维生素 C、维生素 B 和维生素 P，因此可以抑制细菌生长，防止血管硬化，降低胆固醇，而且还能够延缓衰老。

喝茶看似简单，其实有很多的讲究。如果稍不留神，喝茶的好处就会变成坏处。比如，如果一个人空腹喝太多浓茶，或者一个不常喝茶的人一下喝了太多的浓茶，就会出现心悸、头痛、眼花、失眠等，这就是我们常说的茶醉，简单的理解就是喝茶喝醉了。其实是因为茶碱阻止了胃液的分泌，妨碍了消化。这个时候最好含块糖，或者赶紧喝一杯糖水，情况可能会好些。所以在这里要提醒朋友们，特别是脾胃虚寒、血虚的老年人，喝茶一定不要喝得太多，而且尽量少喝浓茶。

一般来说，喝茶对冠心病是有好处的，但是也要针对具体情况分别对待。茶叶中所含的茶碱是一种兴奋剂，大量喝浓茶会使心跳加速，这对已经心动过快的冠心病患者来说是不利的。对于期前收缩（早搏）或心房纤颤的冠心病患者，喝浓茶会导致疾病的复发，所以这类患者只能喝些淡茶。而对于心动过缓、心率一般在每分钟60次以下或者是窦房传导阻滞、完全性房室传导阻滞的冠心病患者，多喝茶不但没有之前所说的不利，而且还能提高心率，有利于配合药物治疗。

（胡永芳）

葡萄酒与养生

　　不知道您有没有注意到，许多超市都设立了红酒专柜，喝葡萄酒已经成为中国人的一种饮食时尚。不过在古代，葡萄酒可是非常名贵的，距今1 800多年前，一个人仅用40瓶葡萄酒就换来了一份地方官职。今天，人们发现，葡萄酒不仅味道醇美，而且如果能经常适量地饮用，还有很好的养生保健功能。"葡萄美酒夜光杯，欲饮琵琶马上催，醉卧沙场君莫笑，古时征战几人回。"这是非常著名的一首唐诗，大漠烟直的古战场，横戈铁马的戍边人，醇美飘香的葡萄酒，真是一种说不出的浪漫意境。葡萄酒在2 000多年前由西域传入中国，一直受到人们的喜爱。在现代社会里，人们除了难以割舍葡萄酒那份固有的浪漫情调以外，更多的则是关注葡萄酒的营养价值。

　　据科学资料表明，葡萄酒含有大量的糖类以及蛋白质、维生素 B_1、维生素 B_2、维生素 C，钙、镁、磷等矿物质在葡萄酒中的含量也很丰富。由于含有铁和维生素，所以葡萄酒有治疗贫血的作用。另外，经常适量地喝一些葡萄酒，还可以刺激神经系统，保护心肌，因此它也是身体虚弱者的良好滋补品。

　　关于葡萄酒的药用价值，中国古代医书《本草纲目》有非常详细的记载。书中说，葡萄酒有"暖腰肾，驻颜色，祛寒"的功效，这里说的驻颜色指的就是治疗贫血。同时作者李时珍还推断，北方边塞的人大多健硕抗寒，就是经常喝葡萄酒的缘故。

　　在欧洲，人们常常让感冒的孩子喝一些热葡萄酒，据科学家分析，这可能是由于葡萄酒中所含的小分子苯酚能在病毒表面形成一层薄膜，抑制病毒的复制。世界上最早的葡萄酒大约出现在7 000年前，漫长的饮用实践，人们积累了许多的经验，不同种类的葡萄酒有着不同的喝法。葡萄酒的分类多种多样，最常见的一种是按含糖量的多少来划分，具体分类如下。

干酒：每升含糖量4g以下；半干酒：每升含糖量4～12g；半甜酒：每升含糖量12～50g之间；甜酒：每升含糖量50g以上。

在西方，人们习惯于在吃饭前喝餐前酒，餐前酒就是用葡萄酒浸泡芳香植物制成的加香葡萄酒，它有开胃、助消化的功能。正餐时喝佐餐酒，一般说来，海鲜与半干白、干白葡萄酒相配，这是因为白葡萄酒可以缓解腥味，有助消化；如果食用炸猪排、牛排、野味，还有味道浓厚的菜，就要喝干红或半干红的葡萄酒，因为红葡萄酒可以解腻，增进食欲。喝完茶或咖啡，就要来一小杯浓甜葡萄酒。在吃中餐时，葡萄酒也要与合适的菜搭配。

适宜和干白、半干白相配的菜见下。

鱼类：清蒸鱼、白爆鱼。

虾类：盐水虾、干烧虾、烹虾段。

贝蟹类：干扒贝、芙蓉干贝、清蒸蟹。

肉禽类：白斩鸡、脱骨鸡、沙鸡丁、扒羊肉。

适宜和干红、半干红相配的中国菜有如下几类。

鱼类：烹鲫鱼、鱼片。

虾类：烹虾段、烧明虾。

肉禽类：牛羊肉罐头、香酥鸡。

（胡永芳）

药　酒

中药药酒在中华民族医疗保健方面的应用，可以说是源远流长，早在《黄帝内经》中就记载了药酒治病的例子。由酒到药酒，即从饮食文化上升为医疗技术和手段,药酒充分发挥了"酒行药势""酒助药力"的独特作用。下面为您介绍两味药酒的制作方法及其效用。

人参枸杞酒

人　参:大补气血,复脉固脱,补脾益肺,生津、安神。

枸　杞:滋补肝肾,益精明目。

熟地黄:养血滋阴,补精益髓。

配制人参枸杞酒的原料有人参、枸杞、熟地黄、冰糖和高粱白酒。酒中加冰糖,不仅能调味,还能起到清热生津、缓解酒热的作用。需加盖密闭浸泡 10～15日,在泡制过程中,每日搅拌一次。人参枸杞酒适用于体虚劳损造成的食少、乏力、自汗、眩晕、失眠、腰痛、病后体虚及贫血、营养不良、神经衰弱等。常饮也能起到强身益寿的作用。

首乌酒

制首乌:补肝肾,益精血,乌须发,壮筋骨。

生地黄:清热凉血,养阴,生津。

首乌酒的原料有高粱白酒、制首乌、生地黄。生地黄具有滋阴之效,能缓酒热之性,起到清热凉血、养阴生津的作用。在泡制过程中,先将首乌和生地黄洗净,完全晾干后再放入瓶中。隔3日搅拌一次,泡10～15日就可以了。常饮首乌酒对于肝肾不足引起的眩晕、乏力、消瘦、腰痛、须发早白等都有很好的疗效。

保健药酒以冬季饮用为宜,炎热夏季饮用则易上火。患有肝脏病、高血压病、肾炎、肺结核和某些心脏病的患者应当禁用或慎用药酒。对酒剂过敏者,不应服用中药药酒。女性在妊娠期和哺乳期不宜饮用,儿童不宜饮用。

从医学角度讲,酒是一种极好的药物,而且还是中药制剂无法替代的媒介。对于酒的用法也不尽相同,有时把酒作为主药,有时用作辅助;有时可以内服,有时用来外敷,用途十分广泛。

(徐方方)

注意事项

　　泡制药酒时,一些坚实的中药如金、石、蚌、壳类,泡的时间要长一点,果实类如枸杞等泡的时间可以短一点。另外需尽量保持中药的完整性,但如果想快速把药酒泡成,可以把中药剪碎,或者做成饮片,这样中药的有效成分容易浸泡出来,需要时间相对来讲也比较短。

赤豆活鱼　太子鸡丁

关键词

　　制作药膳的关键是使其中药物的药性充分发挥

　　一提起药膳,可能有的朋友马上会想到一桌桌制作考究的宫廷大菜,于是觉得这个药膳太豪华、太复杂,其实药膳没那么神秘。中医主张的是药食同源,所以很普通的食物都可以入药,就看你怎么搭配了。几千年来,中国人用常见的中草药与普通的食品相配,创造出了很多种药膳。这些药膳有不同的药用价值,适合不同的人和不同的时令季节服用。

　　夏天很多朋友觉得食欲不振,所以这个时候补胃健脾就非常重要。在此向大家推荐夏天里非常适合的药膳,它们的制作都非常简单,在家里就可以完成。这两道药膳的名字是赤豆活鱼和太子鸡丁。

赤豆活鱼

鲤　鱼：补益,催乳,健胃,利水。对于黄疸、水肿,尤其对怀孕妇女的水肿、胎动不安有效。

赤　豆：清热解毒,健脾利水,补气血,行血消肿。

赤豆活鱼的主料是鲤鱼和赤豆,配料主要有冬菇、冬笋、蒜薹以及葱、姜、蒜等。鲤鱼是中国人餐桌上常见的食物,它的营养价值非常丰富,含有蛋白质、脂肪、维生素 A、维生素 B 以及钙、磷、铁等多种矿物质;赤豆则含有丰富的淀粉、脂肪油、蛋白质以及维生素 A、维生素 B、维生素 C 等。

鲤鱼和赤豆的成分我们非常清楚,那么它们对于人体到底有哪些作用呢？先说鲤鱼,它可以健胃、利水,对于黄疸、水肿等有很好的疗效;赤豆则可以消炎解毒,能够消除水肿,主治丹毒、疮疖等疾病。

赤豆活鱼在做法上没有太多的讲究,它的关键在于把赤豆和鱼进行搭配,综合了二者的作用。这道赤豆活鱼可以除湿利水、补益气血、活血化瘀,而且对胃、脾都大有好处。

太子鸡丁

太子参：有清补气血的功效,适用于气虚衰弱、倦怠无力、食欲减退及津液不足、口渴等症。

制作药膳的关键是使其中药物的药性充分发挥,前面介绍的赤豆活鱼中的赤豆要先上锅蒸一下,当然太子鸡丁中的太子参也需要这道工序。别看蒸这道工序很简单,把握火候可是需要一定技艺的。

黄思顺(听鹂馆饭店高级烹饪技师)：先把太子参洗净,在蒸药的时候,放入适量的水,漫过太子参3.3厘米(1寸)就可以了,不能太多,太多会冲淡药性。药蒸得不能过烂,因为它还要下锅和鸡丁一块儿炒。

太子鸡丁的原料很简单,主要是鸡胸肉和太子参。鸡肉含有丰富的蛋白质,太子参是一种常见的中草药,具有补脾润肺的作用,主治脾胃虚弱、食欲不振、气阴两伤等。太子参最大的好处还在于它是一种清补的药品,既具有补气的功效,又不会上火,因此在夏天食用也是很合适的。

鸡肉很鲜嫩,整体味道很清淡。这个菜要重点推荐给中老年朋友,因为年龄的关系,中老年人的脾肾比较虚弱,太子鸡丁正好可以益气生津、保肺健脾。这里给大家推荐的两道药膳选材都很普通,而且制作简单,您不妨在家里试一试。

（胡永芳）

陈皮牛肉丝　黄芪乌鸡汤

俗话说,药补不如食补,不过说起药膳,许多朋友会觉得选药配膳既费神又费事。其实,许多药膳运用的药材就是我们身边常见的东西。此处向您推荐的这道陈皮牛肉丝中所用的陈皮,实际上就是晒干了的橘皮,不妨试一试。

陈皮牛肉丝

陈　皮:理气健脾,祛湿化痰。

牛　肉:补中益气,滋养脾胃,强健筋骨,利水消肿。

陈皮的处理非常简单,把晒干的橘皮用水浸泡10个小时以后就可以使用了。牛肉是我们饭桌上常见的食物,它温和且富含维生素A、维生素B、蛋白质等营养元素。把陈皮、牛肉丝和葱、姜、芹菜、红辣椒等各种佐料配在一起,就可以开始调制陈皮牛肉丝了。陈皮的挥发油具有刺激性,有祛痰和扩张支气管的功能;牛肉有消水肿的作用,对呼吸道的一些病症也有良好的治疗效果。陈皮又能温和地刺激胃肠道的平滑肌,从而促进消化液的分泌,消除肠道积气,使得牛肉中丰富的维生素A、维生素B等营养元素更易被人体吸收。

将调制好的牛肉丝过油,七八分熟后倒入陈皮,稍加搅拌即可盛出。再将各种佐料过油,稍加煎炒,再倒入陈皮牛肉丝加以搅拌,一盘营养丰富、色香味俱全的陈皮牛肉丝就完成了。

王斌(北京中医医院副主任医师):陈皮浸泡的时间越长越好。如果上午要吃的话,前一天晚上就要浸泡,用温水泡10个小时以上。牛肉丝应当选择比较嫩的,这样在烹调过后口感好。烹调过程中,应该用急火,越快越好。

黄芪乌鸡汤

乌　鸡:可治疗气血亏损,脾胃虚弱。

黄　芪:补中益气,固表止汗,利水消肿,祛毒生肌。

乌鸡主治气血亏损的药用功能很早就被人们认识到了,黄芪也是一种常用的补气药,李时珍称之为补气之王。黄芪乌鸡汤在民间是一道常用的滋补汤食。

黄芪、乌鸡,加上葱、姜、胡萝卜,就可以开始制作黄芪乌鸡汤了。在做汤之前,首先要用沸水将乌鸡焯一下,沥去血腥腻味,盛出后,放入一个较大的汤碗,配上黄芪和各项佐料。再将调味的盐、胡椒粉等用水化开,浇在黄芪和乌鸡之上,上锅蒸半个小时之后就可以食用了。

乌鸡的香味再加上黄芪淡淡的药味就是黄芪乌鸡汤独有的鲜美了。营养师告诉我们,它对于妇女产后和大病之后的体质恢复都极有好处。民间常用这道汤来治疗月经不调、痛经以及白带过多、血虚头痛等各种疾病,其实作为日常保健,在这里我们要特别推荐给女性朋友。炖这道汤大概需要半个小时,抽个空,花点时间做一做,相信对您的身体一定有好处。

(孙　海)

百合冰糖银耳粥　山药薏苡仁粥

　　中国人在日常生活中大多比较喜欢喝粥，尤其是夏天，由于食欲不振，家家都会熬上一些绿豆粥。绿豆粥有清热解暑的功效，所以喝了之后可以增强食欲。粥柔软细腻，是饮食中的佳品。古书上说米粥气味淡薄，阳中带阴，食后清淡舒畅、脏腑滋润，在空腹、脾胃虚弱的时候食一些粥，可以振作元气，有很强的滋补作用。北京中医医院的王嘉麟大夫自己配食药粥，食用几年以后觉得效果很好，在这里特别推荐给各位读者。

百合冰糖银耳粥

　　百　合：温肺止咳，养阴清热，清心安神，利大小便。

　　银　耳：润肺生津，止咳清热，养胃补气。

　　红　枣：补中益气，生津液，润心肺，悦颜色，通九窍，助十二经，和百药。

　　花　生：开胃健脾，润肺祛痰，清喉补气。

　　王嘉麟(北京中医医院主任医师)：制作药粥的方法是先把银耳、百合、大枣、花生头一天就用水浸泡起来。第二天泡好了，倒在一个搪瓷锅里，水漫过食物，然后开煮。这时候再加玉米面、黑芝麻粉、燕麦各半勺，调匀以后倒在锅中一起煮，粥煮好以后，趁热放入核桃仁、枸杞、冰糖，将这些和匀就可以吃了。

　　核　桃：健脑益智，补气养血，温肺润肠。

　　枸　杞：补益筋骨，能明目、去虚劳。

　　冰　糖：和中助脾，润心肺，解心腹热胀、口干渴。

九头草
【功效】清热，利尿。

王嘉麟：因为心脏房颤，心脏供血不好，还有就是脾胃差，那阵子老住院。想着药补不如食补，所以我就坚持用这个益气的药膳。

王嘉麟：喝了四五年之后，我感觉比以前强，当然还加上适当的锻炼，不抽烟不喝酒，再就是心情比较愉快。

山药薏苡仁粥

薏苡仁：驱瘟保健，病后补益，强肾利尿。

山　药：补中益气，益肺固精，滋养强壮。

蜂　蜜：消热解毒，润燥止痛。

上面的这两道药粥，要特别推荐给老年朋友，因为药膳不伤脏腑，而药粥都比较平和，百合冰糖银耳粥对高血脂、动脉硬化、脾胃虚弱的老人很有好处，山药薏苡仁粥则可以益气、健脾、强筋骨。

（孙　海）

冬瓜老鸭汤　抗癌七宝粥

炎热的夏季是人体能量消耗最大的一个季节，高温的环境使人体生理功能和营养代谢受到一定的影响。夏季进补的原则就是清淡爽口又能引起食欲为主，少吃或不吃油腻食物。冬瓜、莲子、薏苡仁、鸭肉这些食品都有性甘、微寒的特点，食用这些食物可以达到清热解暑、健脾利湿、生津凉血的效果。

冬瓜老鸭汤

冬　瓜：冬瓜皮可祛湿利尿；冬瓜则能祛痰、镇咳，解暑。

莲　子：益肾固精，养心安神。

鸭　肉：明目,平肝。

薏苡仁：祛湿痹,利肠胃,消水肿。

瘦猪肉：滋阴润燥,补肝益肾,常用于热病伤阴、消瘦羸弱、燥咳便秘等。

中医对食疗历来给予高度评价。名医扁鹊曾说："君子有疾,期先命食以疗之,食疗不愈,然后命药。"意思是说,如果您得病了,先用食物来治疗,食疗不愈,然后再用药。这样看来,如果我们要防止疾病的发生,在日常生活中做好自我保健,首先要从一日三餐做起。

抗癌七宝粥

孟纫秋是1980年患鼻咽癌的患者,如今她除了身体康复得不错以外,还包揽了八口之家的家务,并且从事许多社会工作。她的养生之道是在配合医生治疗的同时,非常注意饮食。

孟纫秋：我给大家介绍一种抗癌保健食品,它的名字叫薏苡仁莲子粥。薏苡仁有抗癌解毒的作用,它的质地较硬,做粥的时候需要先把它和莲子煮一会儿,然后放入大米,将三者混合在一起。

薏苡仁主要成分：糖类(碳水化合物)、脂肪油、氨基酸、薏苡素、维生素B_1。

莲子的主要成分：糖类、蛋白质、脂肪、天门冬素、钙、磷、铁。

薏苡仁可以消除筋骨中的邪气,而莲子能补五脏及十二经脉之气血,是补脾健脾的。抗癌七宝粥中还可放入枸杞、山药、绿豆、红枣。经过一个多小时,这道薏苡仁莲子粥就煮好了。

读者可能注意到了,这道药粥里有两种我们常见的食品——大枣和绿豆。说到大枣,它可以补益脾胃,滋阴养血,同时它能缓和药性;而绿豆呢,可以调和五脏,安神,解毒。癌症患者常吃大枣和绿豆除了对脾胃有好处之外,还可以减少放疗、化疗中的不良反应。

药粥是食疗中非常重要的一种,因为药粥可以健补脾胃,补益胃气。历代医学家都非常重视脾胃的功能,认为"脾胃无损,诸无可虑。胃气一散,百药难施"。同时，药粥服用起来非常方便，而且在肠胃中通行缓慢，有利于营养及药物有效成分的充分吸收。与药物相比，药粥味道比较容易接受，不受疗程限制，没有不良反应，长期食用药粥，可以说是寓防病抗病于日常生活之中。

以上这些都是药粥的优点，那么薏苡仁莲子粥中的山药、枸杞都有什么作用呢？山药有滋肺养胃的作用，而且可以补肾固精，用山药煮粥可以健脾补肺，强身健体；枸杞则可以滋补肝肾，经常服用可以健脑抗早衰。癌症患者一般身体比较虚弱，多吃一些山药和枸杞是非常有好处的。综合前面介绍的所有成分的作用，这道药粥可以抗癌、防癌、强身健体。由于这道薏苡仁莲子粥共由7种成分组成，我们暂且叫它"抗癌七宝粥"，有兴趣的读者不妨试一试。

（孙　海　胡永芳）

土茯苓炖龟　当归红枣猪手煲

关键词

中医所指的秋季一般是指从立秋到立冬前一天的这段时间，也就是古代所说的"秋三月"

张仲景是中医辨证论治理论的创始人，他所著的《伤寒杂病论》是中国临床医学中影响最大、历史最古老的经典著作，被认为是我国医学方书的鼻祖。1 700多年来，他所确立的辨证论治原则，始终指导着后世医家。

中医所指的秋季一般是指从立秋到立冬前一天的这段时间，也就是古代所说的"秋三月"。中医认为"燥"是秋天的主气,燥邪最容易损害人体的津液,导致肺部疾病,而治疗这类疾病大都要遵循生津润肺的原则,所以常常选用麦冬、梨子、冰糖、银耳,还有沙参、百合、鸭子等有养阴生津作用的食物,或者选用党参、墨鱼、团鱼、山龟这些有平补肺气作用的食物。

土茯苓炖龟

龟　肉：益气增智,开胃滋阴,治劳倦内伤、四肢无力。

土茯苓：健脾胃,强筋骨,利关节,止泄泻,除四肢寒湿。

黄　芪：补中益气,无汗能发、有汗能止,温分肉,实腠理,解肌热。

枸　杞：滋肾,润肺,明目。

淮山药：补五劳七伤,祛冷风,镇心神、补心气不足。

红　枣：养血补脾,助十二经,平胃气、补中益气。

党　参：补益脾肺,补血生津。

在做土茯苓炖龟这道汤的时候,我们应该注意下锅的时候要给姜酒兑水,让水开一开,把腥味除掉。炖的时候要先开大火,炖 10 分钟左右,再开小火炖 30 分钟左右,就可以吃了。

土茯苓配以乌龟,一清一补,是中国民间常用的清补润肺、解毒壮阳之品。山龟的龟甲龟肉均可用,龟甲含维生素 B_1、维生素 B_2 等,有滋阴壮阳、益肾健骨的功效,《日用本草》说它能大补阴虚。炖龟时加上土茯苓、黄芪、枸杞、淮山药、红枣、党参,更使其清利湿热、解毒利尿。

当归红枣猪手煲

猪　手：煮汤可解百药毒性,滑肌肤,祛寒热。

当　归：可治咳逆上气,温疟,女性月经不调,祛风寒、补血虚。

红　枣：养血补脾,助十二经,平胃气,补中益气,强体力。

我国民间常用猪手、红枣作为妇女分娩后的滋补之品。一般来说，药膳是偏于补养的一种食疗方法。因此，对于身体强壮的青少年来说，就不一定要吃药膳，而对于那些没有什么大病，但体质比较弱，中医认为偏虚的朋友，就应该根据哪方面虚，来选择适当的药膳进补。阴虚体质的，应该多吃一些寒凉滋补的食物；阳虚体质的，就应该服用一些温补之品。对于普通调养者来说，药膳食用一段之后，体质的阴阳偏胜就会发生变化，选择药膳就应该做及时调整。在这里，我们要特别提醒大家，在感冒发热时，药膳的补养最好暂时停止。

秋天是一个收获的季节，在这样的季节，人也需要贮存来年的营养，所以在秋季的时候一定要注意早睡早起，保持情绪稳定，不仅要有一个好的胃口，还要有一份好的心情。

（孙　海）

核桃仁鸭方　大枣冬菇汤

我们都知道药膳兼具药用和食用的价值，除了一般的防病保健、补虚强身之外，有些药膳还具备一些特殊的效用。比如骨折以后，吃一些增加钙质的药膳就有助于筋骨的尽快康复；再比如核桃仁具有增强智力、促进脑部活动的作用，把核桃仁与其他的原料配伍，可以做出一道益智健脑的药膳。下面就给大家介绍一道核桃仁鸭方。

核桃仁鸭方

鸭　肉：清凉，明目，平肝。

核　桃：补气养血，健脑益智，温肺肾，益命门，润肺补肾。

虾　仁：治蛔虫、头疮、疥癣、龋齿。

把虾仁打成泥与淀粉调匀，将蒸熟的鸭肉切成厚1厘米的方块，然后把淀粉虾泥包裹在鸭肉上。做好后将浸泡过的核桃仁嵌在虾泥中，将油锅烧热，把鸭块放入锅中炸至金黄色即可。

大枣冬菇汤

大　枣：养血补脾，助十二经，平胃气，补中益气，强体力。

冬　菇：开胃助食，增强免疫，抗肿瘤，降血脂。

枸　杞：滋肾，润肺，明目。

具体做法是先把大枣和冬菇放在锅中煮10分钟，然后把汤水倒在汤盆里；把枸杞也放入汤中，搅拌一下，放在蒸锅中蒸30分钟即可食用。

这是一道适合秋天进补的药膳，它的药用价值就在于健胃、养气补血，而且冬菇还可以降血压、降血脂，是老百姓秋冬季节比较方便易行的一种进补方法。

药膳的防病保健作用主要有两个方面，一个是使人体处在阴阳协调的正常状态；另外一个就是防御外邪侵袭人体。读者们在日常生活中要注意饮食的合理搭配，调节好自己身体各方面的机能，把一切疾病都阻挡在身体之外。

（孙　海）

拌三丝　蜜煎银耳

西瓜、苦瓜、黄瓜都可起到清热解毒，生津止渴的功效

夏末秋初，季节更替。这时候人也应该从适应暑热转变到适应秋燥了。

在饮食调养方面，我们应该把握《黄帝内经》中提到的秋冬养阴原则，也就是说要多吃一些滋阴润燥的食物，尤其是那些有滋润心肺作用的食物，比如说银耳、百合、梨、黄瓜、苦瓜、蜂蜜等。下面就给大家介绍几道有滋养心肺作用的药膳。

拌三丝

黄　　瓜：清热利水，解毒消炎。

苦　　瓜：清心，润肺，明目。

西瓜翠衣：消渴，利尿，清热，解毒。

西瓜、苦瓜、黄瓜都可起到清热解毒、生津止渴的功效。黄瓜汁有清心降压的功能；西瓜汁清心利尿，可防治高热中毒、口渴津伤、烦躁少尿等症；苦瓜则有润肺、明目的功效。制作拌三丝时，首先把苦瓜丝和西瓜翠衣放在热水中焯一遍，去掉异味，然后用凉水淋透晾凉。把这三种瓜丝拌匀，另加入一些盐、味精、香油即可食用。这道药膳，整体具有清心、利尿、滋阴、润燥的作用，这三者配合能够治疗烦躁不安、五心烦热。有些人一到秋季就五心烦热，吃了这种药膳以后会得到一定程度的缓释，而且这道药膳也比较清爽可口，味道还是不错的。

蜜煎银耳

蜂　　蜜：润燥，解毒，治肺燥咳嗽。

银　　耳：滋养益胃，可治崩中漏下、痔疮出血。

这道药膳的主要功能是滋阴润肺，补气止咳，它的做法十分简单。把适量银耳放入热水中浸泡30分钟左右，待泡发后放入锅中，加入适量蜂蜜，加水，文火煲10分钟左右即可食用。

春发、夏长、秋收、冬藏，这是自然界的生长规律，人体的生理功能与自然界的生长规律大体上也是相适应的。鉴于秋季的气候特点，秋季保健应该以滋阴润燥、健脾养胃为主。上面介绍的这几道药膳,如果在干燥的秋季多吃一些,可有效地防止燥邪对人体的侵袭,特别是对那些阴虚体质的人非常有好处。

（孙　海）

红杞田七鸡　山药奶肉羹

人们常说春困秋乏,实际上,秋乏也是人体在经过炎热的夏季之后进行的一种自我调整。而牛奶、鸡蛋、瘦肉和豆类等食品可以使人的大脑产生一种特殊的化学物质,这种物质有利于消除人的困倦和抑郁情绪,所以在秋季您不妨多吃这类食物。下面为您介绍两道这方面的药膳。

首先介绍一道补益气血的红杞田七鸡。制作这道菜的原料为:3年左右的母鸡、枸杞、田七,还有精猪肉、小油菜、面粉。

红杞田七鸡

枸　杞:滋补肝肾,益精明目。

田　七:散瘀止血,消肿定痛。

先将洗净的母鸡放在沸水锅中焯一下,捞出沥干后将枸杞、田七、葱、姜塞入鸡膛内,倒入清汤,加上胡椒,上笼蒸约两个小时。将猪肉、小油菜剁碎,和成馅包饺子,当鸡蒸好后,将煮熟的饺子放入鸡汤中,这样红杞田七鸡就做好了。适用于老年人、久病体虚者、产后血虚者、糖尿病患者。

亥林(山西医科大学第一医院特级厨师): 这道菜在烹制过程中,有三个方面需要注意。第一,在选料上要选择3年以上的肥母鸡,这样的鸡不但营养价值高,而且味道鲜美;第二,所选用的药料要提前浸泡半小时以上;第三,在初步处理过程中,鸡肉焯的时间要达到3分钟以上,这样鸡的一些血污会处理得干净一些。中药料和母鸡的蒸制要达到两个小时,这样药用价值和母鸡的鲜味能够充分溶解在汤中。

山药奶肉羹

羊　肉:暖中补气,开胃健脾。

山　药:滋补强壮,助消化。

牛　奶:止渴,养心肺,润皮肤。

生　姜:温暖,发汗,止呕,解毒。

制作山药奶肉羹的原料有羊肉、山药片、牛奶和生姜。羊肉具有暖中补虚、开胃健脾的作用,适合于秋冬食用。

在制作中,先将生姜与羊肉放在一起清炖半日,以2:1的比例将羊肉汤和牛奶放在一起煮,将山药放入锅中,煮熟煮烂后,加入少许盐即可。

山药奶肉羹经常食用,可补虚劳体弱。适用于病后、产后肢冷、出冷汗、疲倦、气短、食欲不振等人群。

（徐方方）

琥珀莲子　龟苓膏

关键词

通过药膳来防病治病是医疗的最高境界

"寓医于食",通过药膳来防病治病是医疗的最高境界。药膳发展至今,在理论上已经相当完善,仅滋补类药膳就可分为补气类、补血类、补阴类、补阳类。针对不同体质的人、不同的病症,在不同的季节巧用药膳会达到事半功倍的疗效。下面介绍的两道滋补药膳就有这种功效。

琥珀莲子

莲　子：补脾止泻,益肾涩精,养心安神。用于脾虚久泻,遗精带下,心悸失眠。

糯　米：补中益气,治疗自汗、脾虚、泄泻等,适用于一般慢性病及身体虚弱的人。

红豆沙：利水消肿,解毒排脓。用于水肿胀满,脚气水肿,风湿热痹,痈肿疮毒,肠痈腹痛。

山楂汁：消食健胃,行气散瘀。用于肉食积滞,胃脘胀满,泻痢腹痛,瘀血经闭,产后瘀阻,气腹刺痛,疝气疼痛,高脂血症。

首先将糯米蒸熟,掺入两勺白糖,再放入两勺色拉油拌匀。拿一中型碗碗底抹一层油,然后将莲子依次码在碗里,这时再把已拌好的糯米放入莲子碗中。在糯米碗正中留出一凹穴,放入两勺红豆沙,再用糯米将整个碗装满并抹平。把装好的莲子糯米碗放在蒸箱中,蒸10～15分钟,从蒸箱取出后,将莲子糯米碗反扣在一大盘中,将碗取下后看到莲子与糯米已紧紧粘在一起。为了美观可用橘子瓣和绿樱桃点缀一下,再把山楂汁倒入锅中,适量加一些糖,烧开后就把山楂汁浇在莲子糯米上。民间一般在秋季节庆时会制作这样的食品。

杨维诚(北京正阳门仿膳饭庄厨师长)：糯米和莲子是典型的补气食品,一般说来秋冬季是进补的最好时节。此时人们可以通过食物进补,达到强身健体、抵抗疾病的功能。

龟苓膏

乌　龟：益阳补血。

茯 苓：健脾胃，强筋骨，祛风
湿，利关节，止泄泻。

先把龟苓粉加入适量温开水搅
拌成糊状，然后倒入煮沸的锅中，龟
苓粉与水的比例为1∶20。在龟苓粉
入锅后，沿一个方向快速搅拌，待觉
得搅拌均匀后，即可起锅将龟苓膏倒

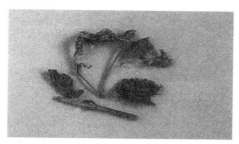

紫苏叶
【功效】解表散寒，行气和胃。

入一平底盘中。等龟苓膏冷却，用刀将膏切成一个个小四方块。把龟苓膏盛
入小碗中，浇上凉的冰糖水或蜂蜜即可食用。

杨维诚：龟苓膏是用土茯苓粉和龟粉加上琼脂和糖熬制成的，它的药性一
清一补，属于清热解毒的常用食品。

中医养生学认为，食物与药物都有防病治病、保健养生的功能。食物与
中药之间没有绝对的界限，大量的食物本身即中药，也就是所谓的"药食同
源"。上面介绍的药膳"琥珀莲子"就是由莲子、糯米、豆沙制作而成。龟苓
膏在中国南方有着非常悠久的历史，在民间流传很广。如今我们在一般的
商店就可以买到龟苓膏粉，用开水一熬就可以食用了。其实还有许多药膳
是米面食品类，这类药膳药性平和，很适用于小孩和体弱多病的人。我们在
生活中经常接触到这类原材料，进行科学配置，就可达到药用的功效。

（孙　海）

冬令话补膏

关键词

冬季进补是中医非常重视的身体调理方法

俗话说：冬令进补，春天打虎。在冬季适当进补，不仅具有强壮滋补的意义，而且还能起到调理和防治疾病的作用，尤其对那些曾经患有各种急、慢性疾病的患者，还有病后初愈以及体质虚弱、年老多病的朋友来说，是非常有必要的。

冬季进补是中医非常重视的身体调理方法，所谓春生、夏长、秋收、冬藏就是这个道理。选择冬天进补，进补之物就能很好地深藏在身体里，等到来年春天生根、发芽。因此，冬令进补，既有强壮滋补的意义，更有调理和防治疾病的价值。冬令进补的方法很多，常见的有膏滋、药酒、各种中成药补品以及药膳等。种类不同，功效各异，但如果服用不当非但无益，反而有害。因此进补最好是在医生指导之下，根据个人的病情和体质特点来选用。现在有许多中医院都设有膏方门诊，膏方门诊开出的膏滋处方是医生根据患者的具体情况来定的，所以能充分地发挥滋补调理的作用。那么，哪些人需要在冬季进补呢？

凌耀星（上海中医药大学教授）：一般来讲，年纪大的人，好像机器老了，需要修补，可以吃一些冬令进补的药。另外就是慢性病患者，平常身体一直不舒服，需要调整，冬令吃些膏滋药也是比较好的。

一般情况下，我们食用的补膏都是由中药房加工完成的，如果有条件的话，在家中也同样能制作出补膏来。如扶正膏的制作，我们可以选用党参150克、白术150克、茯苓150克、甘草50克、黄芪200克，煎煮两次后去渣留汤，然后把薏苡仁200克、红枣200克、百合150克、黑木耳100克熬至软糯后，与前面熬制成的汤药混合在一起，另加阿胶100克、鳖甲胶100克熬制成胶状，这样扶正膏就制成了。扶正膏的功效是祛邪扶正，能增强免疫力，对化疗引起的白细胞下降可起提高作用。

凌耀星：中医的原则总的来讲还是要因人而异，因为每一个人的情况不同，调理的方法也就不同，有的药方是属于调补肺的，有的属于调补肝，有的属于调补肾，有的属于调补心，没有一张药方是一样的，要客观地对待患者，然后针对现实的情况进行调整。

对身体健康的朋友来说,药补不如食补,您可以根据体质选用一些药膳食品,用食疗的方法长期服用。

（顾　筠）

补肾药膳——参圆炖鲫鱼　杞杜鹧鸪汤

我们知道,肾脏是人体主要的排泄器官,对人体的新陈代谢起着至关重要的作用,所以平时一定要注意对肾脏的保养,在有条件的情况下可以多吃一些有益于肾脏的食品。

参圆炖鲫鱼

张世尧(中国烹饪协会会长):参圆炖鲫鱼的主要功效是强身补肾,补充蛋白质。

这道参圆炖鲫鱼的原料主要有:鲫鱼1条(重约250克),党参30克,桂圆肉15克。

这道参圆炖鲫鱼如何制作? 首先将处理好的鲫鱼两面切十字花刀,再用开水焯一下捞出,然后将党参煮20分钟以后取汁,与桂圆肉以及葱、姜、盐和料酒一起装入鱼盘内,上锅蒸半个小时以后就可以食用了。

中国有一句俗话,叫作"常喝汤,不受伤",这是因为在中国当代的药膳当中有很多就是汤类,它可以把食物和药物当中的一些有效成分溶合在一起,有利于人体的充分吸收和利用。

杞杜鹧鸪汤

我们再来介绍另外一道补肾的药膳——杞杜鹧鸪汤,下面就介绍一下它的药用功能。

张世尧：这道汤主要的药用功能是可以有效缓解肾虚引起的腰膝酸痛。

这道杞杜鹧鸪汤的主要原料有：鹧鸪1只，枸杞15克，杜仲10克。

这道杞杜鹧鸪汤的制作方法很简单，首先将鹧鸪处理好以后用开水煮5分钟捞出，然后和枸杞、杜仲以及葱、姜、盐、料酒一起放入锅内，加入高汤。旺火煮开以后，改用慢火炖1～2个小时，这道药膳就做成了。

这道药膳和参圆炖鲫鱼都是用于补气益肾的，制作杞杜鹧鸪汤的时候应该注意，鹧鸪切好以后一定要过一下热水，去掉鹧鸪的水气和禽类的混合味道。制作参圆炖鲫鱼应该多放一点生姜，将鱼类的腥味压掉。

（赵　燕）

补胃药膳——五圆乳鸽　芪杞鲈鱼

胃是人体一个非常重要的消化器官，如果一个人脾胃功能不好，就会食欲不振、头晕目眩、浑身乏力，平时我们一定要注意脾胃的保养。

五圆乳鸽

张世尧：给大家介绍的第一道药膳名称为五圆乳鸽，它是由乳鸽、莲子、红枣、桂圆、芡实、鹌鹑蛋组成的，大家都知道乳鸽是益气强身的。

这道五圆乳鸽汤的原料主要有：乳鸽200克，莲子10克，红枣8颗，芡实10克，桂圆肉10克，鹌鹑蛋10个以及葱姜少许。

在制作这道药膳时，首先要将处理好的乳鸽放在开水中焯5分钟，去掉腥气。然后和桂圆、莲子、红枣、芡实、鹌鹑蛋、葱姜一起放入锅内，再加入适量的高汤。用旺火煮开以后改用慢火炖1～2个小时，这道五圆乳鸽汤就可以食用了。

芪杞鲈鱼

在这道药膳之后，再为大家介绍一道补脾胃的药膳——芪杞鲈鱼。

这道芪杞鲈鱼的原料主要有：鲈鱼500克，黄芪20克，枸杞10克，葱、姜、料酒少许。

在做芪杞鲈鱼时，首先要在鱼身的两面切十字花刀，再将鲈鱼和黄芪、盐、葱、姜以及料酒放入碗中，加入适量的水，上锅蒸半小时，然后将炒锅加油烧热后，放入葱和姜丝煸炒，加入少许料酒，将蒸好的鱼汁倒入锅内，加入枸杞略煮，上芡后浇在鱼肉上，就可以食用了。

张世尧：做五圆乳鸽的时候应该注意，鸽子切好以后要过一下热水，让鸽子去一下水气和禽类的浊气，然后再炖，味道就比较纯正一点。制作鲈鱼的时候，应该放一点姜、料酒去掉鱼腥味。

中医讲"胃为脏腑之本"。胃的功能是否正常，关系到整个人体的生理活动，能直接影响人体气血的生成，补胃必须要遵循一定的规律，切忌滥补。这两道药膳味道都非常鲜美，制作很简单，原料也方便易得，脾胃功能不太好的朋友，建议您不妨试试，坚持食用一段时间之后，您会发现脾胃功能大有改善。

（赵　燕）

罐蒸当归鱼　冬虫函蒙鸡片

关键词

罐蒸当归鱼是清廷御膳的一道常用菜

冬天,北方的气温大多在零摄氏度以下,中医认为冬天的阴气重、阳气衰,人们活动的时候会消耗更多的能量,所以中医提倡冬令进补。这种"补"与夏秋时节的补法不同,一般是温补。下面就给您推荐两道营养价值高而且口味不腻的药膳:罐蒸当归鱼和冬虫函蒙鸡片。

罐蒸当归鱼

当　归:性味甘、辛、苦,补血调经,活血止痛,润肠通便。

鲤　鱼:性味甘、平,可催乳、健胃、利水,对于黄疸、水肿,尤对怀孕妇女的浮肿、胎动不安有效。

罐蒸当归鱼是清廷御膳中的一道常用菜,其中的鱼采用的是昆明湖中的鲤鱼,将鲤鱼去骨去鳞后,择其双肋处鱼肉,切成瓦块状。用开水焯一下,把鲤鱼的土腥味去掉。将焯好的鲤鱼放在罐内,然后放入已经浸泡好的当归。当归一般要浸泡几小时,这样可以更好地发挥药性,罐内要放入生姜和葱,生姜和葱含有挥发油,有促进血液循环、散寒、化痰的作用。罐蒸当归鱼中的汤要用鸡汤,鸡汤鲜美味道纯正,鸡汤煮沸后倒入罐中,在蒸屉中蒸50分钟后就可以出锅了。古人将生机旺盛的动物选入料中,这部分药物大多具有良好的滋补营养作用。

冬虫函蒙鸡片

冬虫草:性味甘、平,益肺肾,止咳嗽,补虚损,益精气。

鸡　肉:性味甘、咸、平,补益五脏,治脾胃虚弱。

冬虫函蒙鸡片采用的鸡是当年的童子鸡,最好用鸡胸处的肉,和盐、料酒、味精、蚝油、香油、葱、姜搅拌在一起,腌30分钟。

把豌豆苗、冬虫草、姜片装在专用的玻璃纸中,把玻璃纸叠成一个纸包,将鸡肉包含其中。在油锅还未烧热时,把鸡肉纸袋放入油中,与油一同加热,纸袋中的鸡肉泛起金黄色即可起锅,这道有浓郁鸡香味的冬虫函蒙鸡片就可以食用了。

有些朋友对药膳的口感问题有一些偏见,认为药膳十有八九是苦的。实际上不是这样,虽然称作药膳,但并不会像汤药那样有浓重的苦味。药膳烹调的特点是以药物和食物的原汁原味为主,适当地佐以辅料来调整色、香、味、形,烹调一般用炖、煨、焖、蒸,这样的方法可以使药物在较长时间的受热过程中,最大限度地释放出有效成分,从而收到"食助药力,药助食威"的效果。

（孙　海）

丁香鹿肉　人参砂锅鸡

丁香鹿肉

鹿　肉:咸、温,暖肾助阳,补脏润血。

丁　香:辛、温,温脾胃,治冷气腹痛、呕吐反胃。

丁香鹿肉中的鹿肉要选择鹿腿肉,鹿腿肉肉质细腻、纹理均匀,食用入味,口感好。丁香有较强的气味,还有去油腻的作用,一般放四五粒就可以达到效果。同时,将葱和鲜姜也放在鹿肉上,用酱油、料酒、盐调上一点汤汁,烧开后倒入盛鹿肉的碗内,使鹿肉刚好浸泡在汤汁中。然后上屉蒸40分钟,使汤味、丁香味、葱姜味都融入鹿肉中。出锅后把鹿肉的调料都去掉,碗中只剩下鹿肉,然后把过屉的汁水沥净,将鹿肉反扣在一菜碟中,布上绿色的香菜。再用蚝油、味精、淀粉、酱油、料酒、色拉油调成浓汁烧开,浇在鹿肉上,于是鲜香醇郁、食之

九头狮子草
【功效】祛风,清热,化痰,解毒。

不腻的丁香鹿肉就做成了。

人参砂锅鸡

鸡　肉：甘、咸、平，补益五脏，治脾胃虚弱。

人　参：微苦、温，大补元气，生津安神。

人参砂锅鸡中的鸡要选择饲养3个月至半年的童子鸡，童子鸡鸡味鲜纯、肉质滑嫩。人参用人工养殖的两三年参即可，鲜参最好，将参切成片状。把切好的鸡块、人参片，还有姜、葱和山菇放在砂锅里，砂锅还要能放入1 000毫升左右的汤。用鸡汤加料酒、味精、盐调成汤汁，放入砂锅中，汤汁要把鸡块浸没。将砂锅放在屉中，蒸上40分钟再出锅，这就是软嫩清香、鲜滑爽口、温中益气、补精添髓的人参砂锅鸡了。

（孙　海）

美容药膳——冬瓜薏苡仁气锅鸭
雪奶哈士蟆　人参蛤蚧山鸡煲

关键词

药膳养生有一个很关键的原则就是"对症进补"

每个人都希望自己年轻漂亮、容颜不老，但是不少人，特别是一些年轻朋友脸上会长有雀斑和痤疮，这些情况通过外部的皮肤护理往往达不到治愈的目的，中医认为治病必求于本，也就是说要通过调理内部脏腑的功能，达到养容的效果。一级厨师张世尧师傅在这里教您几道用于美容养颜的药膳。

冬瓜薏苡仁气锅鸭

第一道药膳叫作冬瓜薏苡仁气锅鸭,那么这道药膳是由哪些材料组成的呢?

张世尧(一级厨师): 这道菜主要由水鸭、冬瓜、薏苡仁制成,水鸭滋阴,冬瓜清火,薏苡仁去湿,由这道菜组成的药膳可以起到养颜美容的作用。

药膳用量为:鸭子500克,薏苡仁20克,枸杞10克。在制作时首先将鸭子清洗干净,然后在炒锅中放入油10克,油热后加生姜、葱段和鸭肉一起翻炒,再放一些料酒和高汤,煮开后去沫,加盐装入气锅,再加入薏苡仁,用旺火煮一个半小时后加入冬瓜,文火再煮半个小时,这道冬瓜薏苡仁气锅鸭就做成了。

中医认为,食借药力,药助食威。也就是说把药物和食物放在一起,通过它们之间有效成分的互相作用,达到更好的食疗效果。

雪奶哈士蟆

第二道美容的药膳名叫雪奶哈士蟆,这道药膳是怎么制作的呢?

张世尧: 雪奶哈士蟆主要由哈士蟆油、牛奶、枸杞、白糖组成,哈士蟆油润肺滋阴,和牛奶一起吃可以起到养颜美容的作用。

这道药膳的主要原料有:哈士蟆油5克,鲜牛奶500克,枸杞5克。

在制作时,首先要把哈士蟆油用清水浸泡5个小时,洗干净后放入开水煮5分钟捞出。然后将牛奶、哈士蟆油一起煮开后放入适量的糖和枸杞就可以食用了。

人参蛤蚧山鸡煲

人　参:性味甘、微苦,大补元气,固脱生津,安神。

蛤　蚧:性味咸、平,补肺益肾,益精助阳,止咳。

山　鸡:性甘温,滋阴补肾,养肝明目,强筋健骨,补血。

配料及用量:沙参10克,贝母5克,杏仁8克,当归5克,大枣10克,枸杞5克,黄芪7克,鸡精15克,盐7克。

人参蛤蚧山鸡煲的具体做法是将蛤蚧用温开水洗净回软,去皮后待用,砂锅内放入当归、沙参、贝母、黄芪等配料,然后将山鸡去内脏,洗净放入锅内,加入老汤,文火炖至五成熟,再将备好的人参与蛤蚧一起放入锅中炖至酥软,出锅前加入鸡精、盐、味精等调料,这样一道美味的药膳就完成了。

需要提醒大家的是,在做蛤蚧之前,一定要用温开水泡十多分钟,等泡软之后,把这层膜给取下来。

药膳养生有一个很关键的原则,那就是"对症进补",不是每种体质、每种身体状态的人都适宜任何一种补品。比如,平日有高血压的人如果进补不当的话,往往会引起血压升高甚至出现卒中(中风);胃溃疡的人如果进补不当,也容易出现严重的胃出血等。所以在这里提醒朋友们在了解自身需求的前提下"正确进补"。

(朱勤效)

枣皮玉盏山鸡米　蒜茸玉蔻鸡胗

中医认为人如果肾气不足,往往会头晕耳鸣、腰膝酸软、疲倦乏力。下面就为您介绍一道补益肝肾的药膳:枣皮玉盏山鸡米。

枣皮玉盏山鸡米

枣　皮:性甘、平,有补气、安神、养血的功效。

山鸡肉:性甘、温,有滋阴补肾、养肝明目、强筋健骨、补血功效。

原料及用量为:枣皮3克,山鸡肉200克,虾片12片,花生米50克,糯米、葱花、蒜米、泡辣椒(剁细)、盐、醋、白糖适量。

毛世林（厨师长）：山鸡肉看起来比普通的家鸡肉好像要细嫩一些,它的纤维比较短,是低脂肪、高蛋白。它的脂肪比家鸡的将近低了一半,蛋白质含量比家鸡的高了10%,营养价值特别高,根据中医研究,它跟不同的药材相匹配,有着不同的功效。

枣皮玉盏山鸡米的具体制作过程是先将山鸡肉剁成肉末待用,将枣皮上笼蒸1分钟。将虾片放入油锅炸成灯盏状,将蒸好的枣皮取出放入鸡肉末翻炒,加入泡椒炒入味儿,再加糯米、葱花炒出香味后烹入调味汁,炒匀后加入花生米起锅,放入虾片中装盘即成。

蒜茸玉蔻鸡胗

过年的时候家家户户餐桌上的花样总是比平常多出许多,鸡鸭鱼肉之类的大菜自然不必说,就连一些开胃的小菜、下酒的凉菜,也让家庭主妇们费上不少心思。如果有谁想做点新鲜口味的东西给大家尝一尝的话,给您推荐一道蒜茸玉蔻鸡胗。

原料及用量:鸡胗250克,白蔻仁5克,桂皮3克,八角3克,蒜茸4克,葱、姜、盐、香油、红油、高汤、料酒等适量。

有的朋友平时不大爱吃蒜,因为怕那股辣味,其实在这道菜里边,鸡胗有点儿腥味,而白蔻仁又微微带点药味,这三样东西搁一块儿,再加上各种调料一综合,不苦不辣没腥味儿,正好。

蒜茸玉蔻鸡胗的具体做法是先将鸡胗洗净加入葱、姜、盐、料酒、香料等,腌制两个小时,然后上笼蒸熟待用,将白蔻仁加汤也上笼蒸出药味。再将蒸好的鸡胗改刀后装盘摆好。将蒸出药味的白蔻仁汁加入盐、蒜茸、味精、香油、红油等调好,然后浇在盘上,这样一道美味的药膳就做成了。

蒜茸玉蔻鸡胗可以温胃利气,消湿止呕。适用于脘腹胀痛、恶心呕吐、食欲不振。

（朱勤效）

补胃药粥——摩罗粥　安神粥

饮食调理对于脾胃虚弱的患者非常重要

饮食调理对于脾胃虚弱的患者非常重要。了解什么食物对自己的身体有益处，不但能调补脾胃，增强预防疾病的能力；若有脾胃方面的疾病，还可以以食代药，以食助药，早日痊愈。下面向您介绍的补胃摩罗粥就具有这样的功效。

摩罗粥

摩罗粥的原料主要是粮食，有小麦、玉米和薏苡仁等。配伍的中草药主要有茯苓、百合、元胡，它们都具有养心益气、和胃安神的作用。由于摩罗粥既是食品，又具有药用价值，所以它对食欲不振、胃疼腹胀、胸闷和心烦都有辅助治疗的作用。

以上所介绍的摩罗粥，不仅口感好，而且对胃肠疾病有很好的辅助治疗作用。下面我们再向大家介绍另外一种健胃食品——安神粥。

安神粥

安神粥的成分主要有小米、小麦、芡实、柏子仁、麦冬、麦仁等，具有开胃、安神等作用，对于慢性胃炎以及胃肠系统疾病有很好的辅助治疗作用。

李恩复(河北省中医院院长)：以上介绍的摩罗粥和安神粥，对健康的人也有保健作用，因为这些东西含有人体最需要的微量元素、最需要的营养成分，可对五脏有很好的滋养作用。

其实，不仅以上两种粥具有食疗的作用，日常生活中的许多粥食都能起到防病治病的作用，比如赤小豆粥、绿豆粥能够解毒消肿止烦；莲子粥、百合粥有养胃健脾、润肺理肠的功效等。

（赵　燕）

阿胶烤鳗鱼　花生莲子粥

关键词

人们常把药膳分为补气、补血、补阳、补阴类，阿胶烤鳗鱼是较典型的补阴类药膳

阿胶烤鳗鱼

阿　胶：调经止血，养肝滋肾。

鳗　鱼：主治小儿疳痨、肺结核及神经衰弱等。

首先将鳗鱼剖开，剔除脊骨刺，然后剁成15厘米左右的鱼段，用开水将鳗鱼段焯一下，去掉鱼腥味，再用啤酒把阿胶化开。将一瓶啤酒、5克阿胶、10克白糖、20毫升生抽、20毫升老抽同时放入锅中煮沸，熬成黏稠状。将焯好的鳗鱼段放入烤箱托盘里，将熬成的阿胶汁涂抹在鱼肉正反面，然后放入烤箱。鳗鱼在烤箱中要烤40分钟，在这期间要反复上3～4次阿胶汁，以使阿胶汁更多地浸透到鱼肉中，营养更丰富。

人们常把药膳分为补气、补血、补阳、补阴类，阿胶烤鳗鱼是较典型的补阴类药膳。阿胶是驴皮熬制而成，具有养肾的功能；鳗鱼的药用价值是滋阴养肺，把阿胶与鳗鱼做成药膳，能达到肺肾阴虚同治。

下一道药膳是花生莲子粥，有人说这是一道病号饭，因为大凡生病的人都

脾胃虚弱,消化吸收能力差,而这道药膳的长处是益于消化,而且制作简单,您不妨试一试。

花生莲子粥

花　生:润肺和胃,治水肿。

莲　子:滋养心肺,镇静安神。

将20克花生碾成碎末,把花生碎放入盛有1 000毫升水的锅中,再把20克花生酱、20毫升植物淡奶放入锅中,加入10克白糖、适量的淀粉及莲子,将其煮成糊状。这样,有润肺和胃、滋养安神作用的花生莲子粥就做成了。

上面介绍的很多药膳都是以中药为辅料做成的。其实,生活中有很多食物也具有保健功能,比如夏天吃些苦瓜不仅能清热祛火,还能预防中暑。当然,对食物保健功能的认识就需要在生活中处处留心。

（孙　海）

首乌排骨天麻海鲜串　洋参煨仔鸡

首乌排骨天麻海鲜串

排　骨:补益气血,增加钙质。

首　乌:补精髓、益血气、乌须发、消瘰疬、散痈肿。

天　麻:助阳气、补五劳七伤、通血脉开窍。

青　椒:富含维生素C。

墨　鱼:健骨利水。

海　螺:清暑解渴,可治黄疸。

将墨鱼、海螺、青椒、天麻切成一寸方块,拌上少许鸡蛋清。然后用竹签穿成串,洒上一些淀粉待用。把排骨切成四五厘米的方块,拌上盐、糖、醋、何首乌汁,打上一个鸡蛋,外边再洒上一些淀粉。将排骨放在油中,炸至泛黄即可出锅。将海鲜串依次放入油锅中翻炸,炸1分钟左右即可。出锅后把排骨和海鲜串交叉码在一个平盘中,这道药膳就做成了。

上面这道菜中的排骨外焦里嫩,口感很好,味道也不错。首乌汁泡过的排骨炸过以后有一股植物香味,您可以在口中慢慢品味。

洋参煨仔鸡

洋　参:清热,益气养阴。

仔　鸡:补益五脏,治脾胃虚弱。

先把仔鸡的鸡爪去掉,从脊背剖开,将鸡压平,然后放入油中翻炸,炸熟后出锅待用。在锅中放入油、葱、蒜,再加入一些水烧成汤汁,把炸好的仔鸡放入汤汁中,然后将洋参和水一起倒入锅中,炖40分钟后就可以出锅。再用汤汁将菜叶、葱、姜、蘑菇炒成浓汁,加适量盐,浇在鸡肉上,这样就可以上桌食用了。

（孙　海）

紫菜虾卷赛螃蟹　时蔬四宝

关键词

药膳可以分为滋补型和食疗型两大类

炎热的季节常常使人食欲大减,可烦人的是,饭量减少了体重却没有减轻,大大小小的健身中心里希望减轻自己体重的人依然熙熙攘攘。由此可见,节食并不是减轻体重的良方。既然如此,我们还是在吃上做做文章吧。

紫菜虾卷赛螃蟹

紫　菜:消痰软坚,利尿消肿。

芹　菜:健胃,助消化,降血压。

鸭蛋黄:明目,平肝。

鲤鱼片:催乳,健胃,利水。

芝　麻:润肠,和血,补肝肾。

海　虾:托痘疮,下乳汁,壮阳道。

鸡　蛋:补益五脏,治脾胃虚弱。

将紫菜切成大的方块,放在一个倒有一些鸡蛋清的平底盘中,将虾仁末平铺在紫菜上,然后将紫菜翻过来,放上捏成条状的鸭蛋黄以及胡萝卜、芹菜丝,将紫菜卷成卷儿,把蛋黄等包在里面,外面是虾仁末,再在外边蘸上一层芝麻放在一边待用。准备一些蛋清,把鱼肉切成丝与少许蛋清搅拌一下,在热油中一炸即可,然后把蛋清均匀地淋在油锅中,炸成白色即可出锅。再把紫菜虾卷放入油锅中翻炸,炸好后斜刀切成圆片,放在平底盘的边沿上。将一玻璃器皿放在盘中间,在炸好的蛋清和鱼丝中加入少许精盐、味精,一起混炒,再把炒好的蛋清鱼丝放在玻璃器皿中。最后,在盘中浇上一个蛋黄,再放入少许姜末和几颗枸杞,这道紫菜虾卷赛螃蟹就做好了。

药膳可以分为滋补型和食疗型两大类,紫菜虾卷赛螃蟹就是食疗型药膳,食疗型的药膳针对某种病症有一些医疗效果。下一道药膳是时蔬四宝,是用4种蔬菜做的,有清心明目的作用,还可以补充维生素。

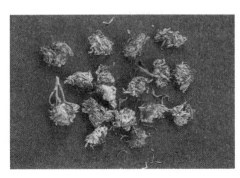

亳菊

【功效】散风清热,平肝明目。

时蔬四宝

苦　瓜：清心明目。

油　菜：治痈肿丹毒。

胡萝卜：补充维生素A。

香　菇：增强免疫能力。

把胡萝卜片、苦瓜、油菜条、香菇依次在开水中焯一下，将油菜、苦瓜、胡萝卜片在盘中摆成花瓣形状，再把香菇用蒜、精盐、味精等炒一下放在蔬菜上，这道时蔬四宝就可以食用了。

（孙　海）

乌鸡炖甲鱼　　三耳汤

乌鸡炖甲鱼

乌　鸡：补益五脏,治脾胃虚弱。

甲　鱼：滋阴退热。

瘦　肉：补肾液,充胃汁,滋肝阴。

党　参：健脾补肺,益气生津。

黄　芪：益气升阳,托毒生肌。

枸　杞：滋养强壮,明目,降血糖,降血压。

淮山药：益气力,长肌肉,清虚热。

当　归：补血,调经,止痛。

红　枣：补脾胃,益气血,安心神。

首先把甲鱼和乌鸡用开水焯一下，去掉腥气。放入大砂锅中，加入大半锅高汤,再把瘦猪肉、当归、红枣、淮山药、党参、姜片和陈皮放入锅中共煮3个小时。出锅前再放入盐、味精、糖适量,料酒少许,这道乌鸡炖甲鱼就做成了。

有些人不喜欢药膳,说是有股怪味,一部分含有中药成分的药膳的确是有一股淡淡的药味。也有许多药膳所用的材料就是我们平时做菜的原料,只是将它们配伍起来有一些药用功能罢了。下面这道三耳汤就是这样。

三耳汤

俞　耳:清热解毒,止血利尿。

黄　耳:清热解毒,凉血明目。

香　菇:增强免疫力。

首先把香菇、黄耳、俞耳在开水中焯一下。然后放入一个汤盆中,加入大半盆高汤、料酒少许。再把汤盆移入蒸锅中,开锅后文火蒸30分钟取出,放精盐、味精、糖适量,这道三耳汤就完成了。

（孙　海）

当归黄芪虾　清炖双耳

当归黄芪虾

当　归:补血,调经,止痛。

黄　芪:益气升阳,托毒生肌。

枸　杞:滋阴,明目,降血糖,降血压。

红　枣:补脾胃,益气血,安心神。

党　参:健脾补肺,益气生津。

淮山药：益气力，长肌肉，清虚热。

虾　　：下乳汁，壮阳道。

首先在砂锅中放入高汤，再分别将黄芪、当归、枸杞、红枣、党参、淮山药放入砂锅，开锅10分钟后放入料酒少许、味精、精盐适量。然后把鲜虾用开水过一遍，放入药砂锅中煮2～3分钟后就可出锅。这样，这道当归黄芪虾就可以食用了。

许多人不喜欢药材的味道，比如说当归的味道就很浓，用这类药材做药膳一定要控制好用量。这道当归黄芪虾如果处理得好，少许淡淡的药味会使虾味更加鲜美。

清炖双耳

做这道菜之前，要把黄耳和俞耳提前两天浸泡。在砂锅内放入高汤，再把黄耳和俞耳放入锅中，依次放入精盐、味精、糖适量，用文火煮开，然后把调好的淀粉倒入锅内勾芡，这样这道滋阴清肺的清炖双耳就可以上桌了。

（姜可千）

竹笋烩红螺　参果煲瘦肉

关键词

大葱也有利尿、健脾、发表、解毒的功效

竹笋烩红螺

红螺肉：利大小便，清暑解渴，止胃酸。

竹　笋：清热生津，润肺和胃，除烦止呕。

薏苡仁：主湿痹，利肠胃，消水肿。

枸　杞：补肾益精，养肝明目。

豌豆苗：利小便，止泻痢，调营卫，益中气。

姜、葱：健胃，解表，散热，通乳，利尿，解毒。

将海螺肉剥出切成片状，用开水焯一下，使海螺肉变硬即可，再将竹笋、薏苡仁和枸杞焯好待用。在锅内放少许油，加热后把姜片和葱段炒一下，随后把焯好的海螺肉、竹笋、薏苡仁、枸杞放在锅内翻炒，加入少许料酒、味精和盐，用大火爆炒，放入豌豆苗，再翻炒几下，放入淀粉汁。这道有补肾益中、养肝明目功用，适用于脾虚胃弱的药膳就可以食用了。

在炒菜时，经常用到姜和大葱，很多人都会认为主要是起一个调味的作用，其实不然，生姜和大葱的药用价值很高。生姜有健胃、散热、兴奋、发汗、止呕的功效；大葱也有利尿、健脾、发表、解毒的功效。下面介绍一道冬季进补的药膳——参果煲瘦肉。

参果煲瘦肉

鲜人参：强心养血，补益强壮。

红　枣：温和滋养，镇静安神。

无花果：开胃，止泻痢，治五痔。

党　参：补气生津，润肺化痰，强筋壮骨。

瘦猪肉：补精益髓，益气养血。

猪龙骨：和血脉，润肌肤。

先将瘦猪肉切成块状，用开水煮一下，把劈开的猪骨棒也沸煮一下，去掉肉的腥味。再把猪骨棒放入盛满开水的煲中，煮30分钟。之后依次把瘦猪肉、人参、党参、红枣、无花果放入煲中，大火煮开后调至微火再煮1小时。1小时后放入盐、味精。这道具有养肺、养阴、益气之功效的参果煲瘦肉就可以食用了。

（孙　海）

车前子油焖虾

在中药材中,有味很普通的药材——车前子,现代医学认为,车前子有利尿作用,可以预防肾结石的形成。把它与虾一同做道菜,药用功能就更强了。

车前子油焖虾

车前子:利水通淋,清肝明目,清肺化痰。

姜、葱:健胃,解表,通乳,利尿。

虾　　:补肾壮阳,滋阴健胃。

先用油将姜、葱爆香,随后放入处理好的虾炸一下,加入少许料酒、盐、味精、糖和高汤,在旺火上焖炖一会儿。最后放入车前子,翻炒几下,待锅中的汤汁熬尽,即可出锅食用。

大家都知道养生重要,但如何养生却是大有学问。几千年来,人们对这个问题的研究一直没有停止,各种理论和方法不胜枚举。但是万变不离其宗的就是持之以恒,养生肯定没有速成的可能。希望您的养生之道能结出丰硕的成果。

（孙　海）

羊肉粥　桂圆枣粥　附片羊肉汤

一年四季,气候不断变化,对人体会产生一定的影响,因此,人体的保养需要与四时相应。在寒冷的冬季,万物收藏,此时人体最容易感受寒邪,为了御寒最好能补充一些温热性的食物。当然,冬季也是人们服用药膳的最好季节。

下面就介绍几道适于冬季进补的药粥做法。

羊肉粥

羊　肉：补气养血,温暖脾肾。

将精羊肉洗净切丝,然后放入锅中与粳米同煮,待煮沸后,再加入盐、葱白丝、生姜丝等,煮成稀粥即可食用。

羊肉粥做起来很简单,但它的功效可不小,经常食用,可以补气益血,助阳健力,特别是羊肉与葱姜同煮,不仅能去腥调味,还可以加强散寒温中的力量。一般久病体弱、虚劳羸瘦、崩漏失血的患者都可以把它作为营养食疗之选。

桂圆枣粥

桂圆肉：养血安神,补益心脾。

红　枣：养心健脾,补血安神。

将桂圆肉、红枣用清水洗净备好,然后待粳米煮至五成熟时,放入桂圆肉、红枣,煮熟即可,食用时可加入少许红糖。

桂圆枣粥适宜于心脾两虚、心悸健忘、面黄肌瘦的患者。

附片羊肉汤

羊　肉：暖中补虚,开胃健力。

制附片：壮阳补肾,散寒除湿。

将200克羊肉切成块,放入沸水锅中焯去血色,然后放入清水锅内,加入葱、姜、胡椒、3克制附片药袋,先用武火煮30分钟,然后改用文火,炖至肉脱骨即可。

冬季进食温补虽好,但对于一些表现为手足心热、心烦口干、便秘或时常出现失眠盗汗的阴虚体质朋友,就不要选用温补食品,最好选择一些补阴的药膳,否则会产生相反的效果。

（朱勤效）

首乌烧百合　枸杞扒鱼肚

首乌烧百合

首　乌：补精髓,益血气。

百　合：温肺止咳,养阴清肺。

黄　瓜：清热,利尿,滑肠。

辣　椒：促进胃液分泌,增进食欲。

首先将辣椒、黄瓜皮切成菱形块。油烧热后,将百合翻炸,然后放入辣椒和黄瓜皮略炒出锅。炸少许蒜末,放入水、盐、味精、料酒,再将百合辣椒黄瓜皮倒入锅中翻炒,最后放入用水浸泡之后的首乌,翻炒几下出锅即可食用。

百合既是一味中药,又经常出现在人们的餐桌上,其作为蔬菜以色泽黄白、肉厚瓣肥为佳。百合蒸、煮、炒、烩、做羹、烧粥均可,食之软糯清香,若细细品味,微苦甘醇,甜而生津,回味长久。下面介绍另一道药膳枸杞扒鱼肚。

枸杞扒鱼肚

鱼　肚：补肾,滋肝,止血,抗癌。

枸　杞：补肾益精,保健强身。

先用开水煮一下鱼肚,沥出水分,放一旁待用。在锅中放入油、高汤、盐、味精、料酒,再投入鱼肚炖一下。放入枸杞,文火炖煮,最后加入少许葱油即可出锅。

（孙　海）

八珍炸芋奶　菊花烧鳜鱼

　　芋头既是粮食，又是蔬菜，在中国古代特别是灾荒之年，人们常以芋头代替粮食充饥

八珍炸芋奶

　　（八珍包括党参、茯苓、炒白术、炙甘草、熟地、白芍、当归、川芎）

　　芋　头：消疬散结，补精益髓。

　　八　珍：气血两虚，心悸怔忡，食欲不振，四肢倦怠。

　　面包屑：健胃，助消化。

　　牛奶粉：止渴，养心肺，润皮肤。

　　先将芋头切碎，捣成糊状，加入味精、盐和料酒，再放入奶粉和八珍粉，把芋头、八珍粉、奶粉和在一起攥成球丸，在面糊中过一下，再滚上面包屑，然后放在热油中炸至表面金黄、内部熟透，这道药膳就做成了。

　　芋头既是粮食，又是蔬菜，在中国古代，特别是灾荒之年，人们常以芋头代替粮食充饥，芋头入药始见于南朝梁人陶弘景之《名医别录》。

菊花烧鳜鱼

　　鳜　鱼：补虚劳，益脾胃，治肠肛下血。

　　菊　花：解热，平肝，明目。

　　姜、葱：健胃，解表，利尿，解毒。

　　在鱼身上横划几刀，放入热油锅中翻炸，炸透后出锅。把葱、姜切成寸段，在锅中放少许油，油热后将葱、姜爆香，加入酱油、料酒、盐和糖，再放入醋和

水,把炸好的鱼放入锅中,最后放入菊花,炖15分钟即可出锅。浇上用淀粉、酱油、味精勾成的芡汁,这样这道菊花烧鳜鱼就可以上桌了。

(孙　海)

西洋参蒸白鳝　山药虾球

秋冬季节,天气逐渐变冷,有些患者经常会出现腹泻、腹痛、腰背怕冷等中医认为属于脾肾两虚的症状,在临床上或平时膳食过程中可以服食一些西洋参、白鳝以及山药等,这样可以起到健脾补肾、利湿的作用。

西洋参蒸白鳝

西洋参:补气健脾,养阴生津。

白　鳝:可治肺痨、肺结核、神经衰弱等。

将白鳝去骨,切成寸段。西洋参放入水中浸泡,然后把参与参水同时倒入白鳝中。再放入葱、姜、蒜段以及盐、味精和少许糖,放进气锅中蒸一刻钟左右。蒸好后把鳝鱼捞至盘中码好,用蒸碗里的原汁勾芡,浇汁。这道营养美味的西洋参蒸白鳝您就可以享用了。

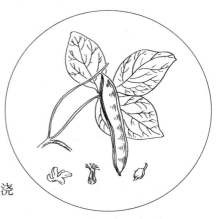

刀豆
【功效】温中下气,益肾补元。

山药虾球

将山药去皮,切成丁,泡在水中备用。把虾仁剁碎,再放入盐、味精、料酒,做成丸子。下锅过油,然后连同山药一起炒熟即可。为了色彩漂亮,还可以加一些黄瓜、胡萝卜丁调色。这道色、香、味俱全的山药虾球就做好了。

(依　卓)

翠衣爆鳝鱼

翠衣爆鳝鱼

西瓜皮：清暑，解渴，利尿。

鳝　鱼：补中益血，疗虚损。

芹　菜：可治头痛、头胀。

菊　花：清头目，利血脉，除温痹，养肝明目。

鸡　蛋：解红肿热毒，补益五脏。

辣　椒：治腰肌疼痛，促进胃液分泌。

**葱　　**：通乳，利尿，解毒。

**姜　　**：健胃，解表，散热，温中。

大　蒜：抗菌，消炎，健胃。

去掉西瓜皮的外层硬皮后，将其切成小细条，放在蔬菜粉碎机中，加适量水打成糊状。将鳝鱼、芹菜切成两寸长的细丝，辣椒切成菱形块，再把葱、姜、蒜切成细丝，放在一旁待用。

把鳝鱼丝放入打成糊状的瓜皮中，再加入味精、盐、鸡精、胡椒粉、醋和香油。打一个鸡蛋，用蛋清调鳝鱼丝，之后加入淀粉。油锅烧热后，将腌制30分钟的鳝鱼丝倒入锅中翻炸，快出锅时放进芹菜丝翻炒，然后一起出锅。

在炒锅中放少许油，把葱、姜、蒜和辣椒炒一下，然后放入鳝鱼丝再炒，之后加入蚝油、味精和糖，翻炒片刻即可盛入西瓜掏成的瓜盅中，再把鲜菊花瓣洒在热菜上，这样这道别具风味，且有补虚损、解暑热、治腰膝酸软的药膳就做成了。

（孙　海）

粗粮与健康

关键词

粗粮不仅有丰富的营养价值,易消化吸收,而且还有助于达到人体的膳食平衡

随着生活条件的改善,许多人习惯了对鱼、肉、蛋的摄取。然而,广泛的营养元素并不仅仅是鱼、肉、蛋所能够给予的,这就需要从我们常说的粗茶淡饭家常饮食里来吸收。家常饭的特点是杂粮多,新鲜蔬菜多,人们吃起来容易吸收消化,并且还能够促进大肠蠕动,提高新陈代谢的功能,还能够补充人体的维生素,对提高免疫功能有不少促进作用。

卢长庆(北京中医药大学营养研究室主任、教授):以前,人们都追求精细的食物,比如三精——精白米、精白面、精白糖。吃久了这些精细的食物以后,发现给身体带来一些疾病,比如血脂升高、冠心病、糖尿病,甚至有便秘、脚气病等。目前,这种情况有所改变,人们开始注意营养均衡,逐渐摄取一些粗粮。

粗粮不仅有丰富的营养价值,易消化吸收,而且有助于达到人体的膳食平衡。常食粗粮还有助于降血糖、降血脂、防止心血管等疾病发生的作用。

多米粥

这种多米粥共8种原料:江米、紫米、莲子、红小豆、花生、大

健康提示

养 生 新 知

1. 经常便秘者少食红米、赤米。

2. 脾胃虚弱、消化不良者少食糯米。

3. 胃寒、腹胀者少食玉米。

4. 体质虚寒、小便清长者少食小米。

5. 体质虚寒者少食大麦、荞麦。

枣、核桃仁、绿豆。具体制作方法是先将莲子、江米、红小豆、绿豆、紫米放入锅中加水煮1小时左右,然后再加入核桃仁、大枣熬制半小时就可以了。

卢长庆:长期食用多米粥就可以提高和调解人体的免疫功能,具有补血、益气等多种功效。食用多米粥还可以健脾益气,补益肝肾,降血脂、降血糖。

苦菜玉米面团子

具体做法是先将2/3的玉米面和1/3的白面用温水调和均匀,发酵后待用。然后将苦菜和摊好的鸡蛋分别切成碎末,放在一起搅拌均匀,加入盐、味精、香油。最后将包成的团子放入笼屉中蒸15分钟后就可以食用了。

卢长庆:这种野菜窝头是用苦菜做的,味道挺可口,它具有清火、降低血脂、清肠热、利尿的作用,血脂高、患有糖尿病的人,吃点这个还是有好处的。

吃粗粮和家常饭,是当今饮食文化中的新时尚,人食"五谷杂粮","食民间烟火",才能够真正做到强身健体,延年益寿。

（李　新）

玉竹炒芹菜　珍珠薏苡仁丸子

关键词

薏苡仁不仅有健脾利湿的功效,也是一种美容佳品

玉竹炒芹菜

玉　竹:消渴,润心肺。

芹　菜:降压,健胃,利尿。

这道药膳选料简单而且制作起来也非常容易,将泡软的玉竹切成小片,把芹菜洗净斜向切成丝或片,用开水焯过备用。将切好的玉竹和芹菜放入锅中炒熟并加入适量盐和味精即可食用。

王斌(北京中医医院副主任医师):有呼吸系统疾病的患者,比如慢性支气管炎、肺结核的患者,经常出现咳嗽、咽干、腰痛腰酸等属于肺肾阴虚的症状,可以吃一些玉竹这样的食物,它有滋阴、润肺、润燥的作用。

珍珠薏苡仁丸子

薏苡仁:利肠胃,消水肿。

将一些鲜猪肉或牛肉剁成肉糜,放入少许葱末、姜末以及适量的盐、味精、料酒,腌制备用。将腌好的肉馅做成丸状,粘上薏苡仁粒,搓成圆球,码在盘中,放入笼屉蒸20分钟左右。出锅后,用淀粉勾好芡汁,浇汁后,一道可口的珍珠薏苡仁丸子就做好了。

王斌:薏苡仁这味药,主要是健脾利湿的。特别是在暑期或秋季,如果经常出现着凉、腹痛、腹泻等属于脾虚湿重的症状,进食一些薏苡仁是很有益处的。另外薏苡仁也是一种美容佳品,好多年轻人脸上起一些疙瘩等也属于湿气比较重,经常服食一些薏苡仁,会有一定的治疗和保健作用。

(依　卓)

百合杏仁粥　黄芪炖鸡

关键词

黄芪炖鸡可以补气养血,益精填髓

百合作为食物,近年来越来越受到人们的欢迎。因为百合是属于补阴的食物,在北方尤其是寒冷的冬季,许多人都不食用百合,但也有一些人认为冬季食用百合对身体并无害处。

武金华(北京中医药大学东直门医院营养师):近年来,北方地区秋季很少下雨,冬天雪很少,气候很干燥,人们常出现咳嗽、嗓子疼、气喘少痰等症状。百合虽然是属于补阴的食物,但它有润肺止咳的功能,如果做成百合粥,对这些症状会有很好的缓解。

百合杏仁粥

鲜百合:补中益气,温肺止咳。

杏　仁:止咳,治咽干。

先将粳米煮粥,在粳米煮至八成熟时放入百合、杏仁,煮熟即可,食用时放入冰糖调匀,味道更佳。

百合粥的做法比较简单,但它的食疗效果却很好。除了百合可以润肺止咳外,杏仁也可以止咳平喘,润肠通便,对大便干燥也有一定的疗效。

黄芪炖鸡

黄　芪:补气固表。

母　鸡:益气补血。

具体做法是将母鸡去毛、去除内脏,清洗干净。把120克黄芪洗净装入药袋内,然后放入鸡腹,再在锅里加入水、葱、姜、盐等,煮40分钟就可以食用了。

黄芪炖鸡可以补气养血、益精填髓,大病、久病、产后失血过多等气血亏虚的患者都可食用。身体健康的人食用它也可以强身健体,减少感冒。

（朱勤效）

龙眼炖老鸭　北芪烧海参

关键词

黄芪对免疫系统有益处

大家都知道,桂圆就是龙眼。但是在过去它们之间是有区别的。过去在街上卖的桂圆中,大粒的是叫虎眼,中粒的才叫龙眼,小粒的叫人眼,最小粒的则叫鬼眼。下面要介绍的药膳中,就有一道是用龙眼做的。

龙眼炖老鸭

桂　圆:开胃益脾,补心长智。

鸭　子:清凉,明目,平肝。

胡萝卜:健胃,助消化,养肾利尿。

莴　苣:清热解毒,消肿散结。

姜、葱:健胃,解表,通乳,利尿。

先把莴苣和胡萝卜切成段,然后削成球,把莴苣球和胡萝卜球放在沸水中焯一下捞出。将处理好的鸭子放在锅中炖煮,炖熟后出锅。再在锅中放半锅水,放入鸭肉、莴苣球和胡萝卜球,同时放入料酒和盐,将少许桂皮、八角、龙眼和葱段、姜块也放入锅中,炖10分钟后出锅。用淀粉、明油勾芡,浇在鸭肉上,这道龙眼炖老鸭就可以食用了。

在药膳中,经常出现的一味药就是黄芪,北方人称为北芪,在许多传统的医典中,都有这味药的记载。根据现代医学的药理分析,黄芪对免疫系统有益处,黄芪中含有抗病毒成分。下面就介绍一道药膳——北芪烧海参。

北芪烧海参

北　芪：补气升阳,益卫固表,托毒生肌,利水退肿。

海　参：补虚损,强腰膝,利大小便。

先把海参在沸水中焯一下,然后放在一旁待用。在锅中放入油、葱、酱油、糖、料酒、盐和味精,烧热后,随即倒入海参翻炒,继而放入北芪继续翻炒,最后倒入一些淀粉和葱油,这样这道北芪烧海参就做成了。

（孙　海）

北芪枸杞炖肉鸽　绿豆糯米酿猪肠

::: 关键词

饮食方式与癌症的发生有密切关系

北芪枸杞炖肉鸽

北　芪：泻阴火,解肌热,补肺气。

枸　杞：滋肾益气,生精助阳,补虚劳,润肺。

肉　鸽：补益五脏,治脾胃虚弱,润肺止咳。

首先把肉鸽在温水中洗净,除掉宰杀时的污血和羽毛,然后切成一寸大小的方块,放在开水中焯一下。注意焯鸽肉的火不要太急,要多焯一点时间。焯完后鸽肉洁净,层次分明。再用一个瓷罐盛3/4的水,放入鸽肉与中药北芪、枸杞,用文火炖煮90分钟,让中药充分发挥出益元气、温三焦、壮脾胃、生血、润肺的功效。在出锅前,放入味精、盐、鸡精,再放入一些花雕酒,然后盖好锅盖焖2～3分钟后即可关火。

医学专家研究发现,导致癌症的主要原因不是细菌、病毒,而是人们不合理的生活方式。大量调查资料证实,饮食方式与癌症的发生有密切关系。美国所有死亡人数的死因有2/3和膳食相关。在癌症患者中,约50%的发病与饮食方式有关。

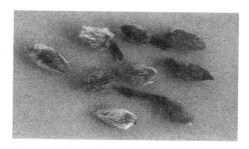

辛夷
【功效】散风寒,通鼻窍。

绿豆糯米酿猪肠

绿　豆:利水消肿,清热解毒。

糯　米:补中益气,暖脾胃。

猪　肠:主治虚渴、小便频数。

首先,制作脆皮水。比例是白糖10克,麦芽糖10克,浙醋10克,砂糖1克,鲜柠檬1片,制成后放一旁待用。将猪肠在温水中洗净,清洗时把猪肠翻出,然后用棉线截成15～18厘米(5～6寸)的段,再把猪肠一头扎紧。在提前泡制的糯米和绿豆中掺入盐、味精和胡椒粉,混合后塞入猪肠中。把猪肠灌满后,再用一根棉线把另一头也扎紧。用清水洗净后,在沸水中炖煮之后,改用文火炖2个小时后出锅。这时,用备好的脆皮水反复涮淋大肠,风干24小时,柔软的大肠就变得坚硬了。将油烧热,把风干好的大肠在油中淋炸,炸至肠皮泛起金黄色就可出锅了。把大肠斜刀切成薄片,这样,这道有粮食纯香味,可以去积热、解酒毒、暖脾胃的绿豆糯米酿猪肠就可以食用了。

（孙　海）

猪皮枸杞红枣汤

关键词

红枣、枸杞都是补血上品

猪皮枸杞红枣汤里有味药是枸杞,枸杞的别名很多,民间又称枸杞、地骨子、天精、红耳坠等。枸杞是典型的补虚类药材,适用于肾亏遗精、阳痿、神经衰弱、体质消瘦、腰酸膝软、头晕目眩、视力减退、虚劳咳嗽和肺结核、糖尿病、慢性肝炎等症,在中医方剂中,它的应用是非常广泛的。

猪皮枸杞红枣汤

猪　皮:解药毒,滑肌肤。

枸　杞:补肾益精,养肝明目。

红　枣:调补气血,安神补虚。

生姜片:发汗,散寒,止呕,解毒。

猪皮枸杞红枣汤的做法是首先用开水焯一下猪皮,把猪皮切成条卷状,再将猪皮100克、枸杞30克、红枣20枚、姜片5克,依次放入锅内,倒入高汤适量,用大火煮开,之后改用文火炖一个半小时,将猪皮炖烂即可。在出锅时,加入精盐、味精、鸡精。这样,这道猪皮枸杞红枣汤就可以食用了。

这是一道比较典型的补血药膳,红枣、枸杞都是补血的上品。中医把血亏称之为血虚症,血虚症一般表现为面色萎黄、嘴唇及指甲苍白、头晕眼花、心慌心悸等。猪皮枸杞红枣汤会对这类患者有所补益。同时,这道汤可以像中药汤剂一样服用,每天饮用两次,一次50毫升左右,3～4日为一个疗程。另外,专家还提醒大家,食用这道汤有一个禁忌,那就是由于脾胃虚弱导致的有腹泻等消化不良现象的人不宜多服。

（孙　海）

狗脊花生凤爪汤

　　狗脊花生凤爪汤中的狗脊不是常见的药物,但它的历史悠久,《本草纲目》中就记载了这味药有强腰膝、祛风湿、利关节的功能,能治疗肾虚、腰痛、足膝软弱无力等病症。

狗脊花生凤爪汤

　　狗　脊:强腰膝,祛风湿,主治肾虚腰痛。

　　花　生:润肺和胃,治水肿。

　　凤　爪:补益五脏,治脾胃虚弱。

　　陈　皮:理气健脾,燥湿化痰。

　　红　枣:补脾胃,益气血,安心神。

　　狗脊花生凤爪汤的做法是将狗脊浸泡30分钟,凤爪4对用开水烫去外皮,削掉尖甲,洗净断开,放在开水中焯一下,然后放入锅内,将狗脊20克、红枣4枚、花生30克、陈皮3克,依次倒入锅中。在材料放齐后,倒入高汤适量,用大火煮开后,再用文火煮两个小时,最后把精盐、味精、鸡精这些调味品适量汇入汤中,这道狗脊花生凤爪汤就可以食用了。

　　药膳的补益多针对各种虚症,这道汤就有补肝血虚的作用。肝血虚常见症状为头晕目眩、视物昏花、双目干涩,或妇女面色不华、月经量少、舌苔浅淡,这道汤也可以作为汤药服用,每天两次,每次50克,3～4天为一个疗程。

（孙　海）

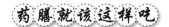

鲫鱼党参滋补汤

关键词

民间多用鲫鱼为产妇催乳

鲫鱼是餐桌上的寻常美味,在中药药谱中,它并不算一味药材。但是,由于它有独特的催乳产奶功效,民间多用鲫鱼为产妇催乳。

鲫鱼党参滋补汤

鲫　　鱼:补血催乳。

猪瘦肉:补肾液,充胃汁,滋肝阴。

党　　参:补益脾肺,补血生津。

熟火腿:补肾养血,滋阴润燥。

豆　　腐:解暑化湿,和中健脾。

鲫鱼党参滋补汤的做法是先将鲫鱼两尾剖开洗净,在侧面划上3刀,将熟火腿10克、猪瘦肉50克、豆腐2块切成寸方片和寸方块,把鲫鱼在开水中焯一下,然后放入汤锅内。再依次将熟火腿片、猪瘦肉片和党参30克放入锅中,倒入高汤适量,用大火煮开。然后加入豆腐块,改用文火煮20分钟,最后将精盐、味精、鸡精和胡椒粉调入锅内,这道鲫鱼党参滋补汤就做好了。

产妇生产后气血耗损,肌体虚弱,在这种情况下,用鲫鱼汤补益一下,产妇会很快下乳。这道汤可以作为药剂来喝,每天两次,每次50克左右。做这道药膳时要注意,选用的鲫鱼一定要新鲜,鲫鱼以100克(2两)左右最好。另外,汤炖的时间不要太长,以不超过20分钟为宜。

（孙　海）

板栗煲鸡汤

关键词

中医在饮食养生中讲究随时令滋补

中医在饮食养生中讲究随时令滋补,秋天收成的板栗正好为冬季所食用。板栗是栗树的种子,果肉富含维生素,是良好的补益食品,做成汤后有利于肠胃的吸收,避免板栗燥热不易消化的弊病。

板栗煲鸡汤

板　栗:益气补肾,健脾固肠。

鸡　肉:益气补血,治脾胃虚弱。

枸　杞:补肾益精,养肝明目。

生　姜:发汗,散寒,止呕,解毒。

板栗煲鸡汤的做法是首先将整鸡拆散,剁成寸块,选鸡骨肉100克,在开水中焯一下,然后放入汤锅内。枸杞10克、板栗15～20粒、生姜5克,依次放入锅中,倒入高汤适量。大火烧开后,改用文火再煲一个小时。出锅时将精盐、味精、鸡精调入汤中即可。中医认为补益要避免"膏粱厚味",膏粱厚味不仅易损伤脾胃,也是多种疾病的病因,从合理的配膳上讲,补益要有节。这道板栗煲鸡汤,对体乏气短、肾虚腰痛的人,有较好的滋补疗效。

（孙　海）

清润知音汤

清润知音汤

　　猪排、猪瘦肉：补肾养血，滋阴润燥。

　　柿　　　　饼：润肺生津，清热解渴。

　　蜜　　　　枣：益气生津，补血利咽。

　　无　花　果：补肾滋阴，清热润肠。

　　清润知音汤的做法是先将焯过的猪排和猪瘦肉各200克过油煎炒，然后加入高汤或开水。水开后将肉捞至汤罐中，再把洗净的柿饼5克、蜜枣4粒、无花果8个等药料放入锅中，煮几分钟后将汤料一起倒进罐中，改用文火煮90分钟。出锅前加入盐、味精、鸡精等调味料即可。这道汤虽然不比鸡汤鲜美，但酸甜微咸，清淡不腻，一般人都能接受。只是身体肥胖、痰湿壅盛的人不能常服此汤，因为有留邪之弊。

　　将清润知音汤这道药膳中的几味原料放在一起煲汤，能起到滋阴敛肺、利咽清音的功效。这道汤比较适合冬春季节、气候干燥地区的人们服用，尤其适合有慢性咽炎反复发作病史，或者是声音嘶哑、咽喉干痒、久咳不止的人服用。

（孙　海）

人参莲肉汤

　　我们知道，人参有大补元气、强身壮体的作用。现代研究表明，人参还具有改善免疫功能和细胞再生的能力，以及加强大脑皮层的兴奋性、降血糖、降低血液胆固醇含量等多种作用。莲子是健脾止泻、养心安神、固肾涩精的佳品,它在这道药膳中起辅助人参、加强人参补气功用的作用。另外,汤中还加入了冰糖以防止人参温燥太过,化火伤阴,这也是这道药膳的高明之处。对老年体虚、元气不足的人来说,这道药膳是补益身体、延年益寿的上佳品。

人参莲肉汤

人 参:大补元气,固脱生津,安神。

莲 子:健脾止泻,养心安神。

冰 糖:润肺生津,补中缓急。

具体做法是将洗净的人参10克、莲子20枚和冰糖30克一同放入汤罐中,加入高汤或开水,将汤罐盖好,文火煮60分钟即可。

这道汤的做法比较简单,但它的功效可不小,我们经常听说有人吃了人参上火、流鼻血,甚至是口舌生疮。所以在这里要提醒您,即使是食补,也要根据自己的实际情况,对症而补。

(朱勤效)

八 宝 鸡 汤

八宝鸡汤中的八宝是指八种药物,前四味药(参苓术草)出自补气经典方四君子汤,后四味药(归地芎芍)是四物汤,属于养血的经典方。这两方相和,就有了气血双补的功效,再配合血肉有情之品的母鸡和猪肉,本汤可补一身之气,滋阴养血,对虚劳不足、气血亏虚的人有显著的补养作用,适用于各种消耗性疾病或者手术恢复时期的患者以及身体虚弱的产妇服用。此外,工作过度劳累,常感到疲乏无力、精神不振的人也可以服用。

八宝鸡汤

党　参：补中，益气，生津。

茯　苓：渗湿利水，益脾和胃，宁心安神。

白　术：健脾益气，燥湿利水，益气止汗。

炙　草：和中缓急，润肺解毒。

熟　地：滋阴补血。

白　芍：养血柔肝，缓中止痛，敛阴止汗。

当　归：补血和血，调经止痛，润燥滑肠。

川　芎：活血行气，祛风止痛。

肥母鸡：温中益气，补精添髓。

猪　肉：补肾养血，滋阴润燥。

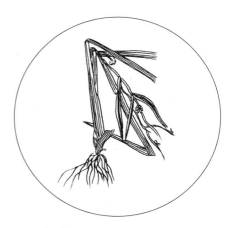

三棱
【功效】破血，行气，消积，止痛。

　　先将汆过的鸡肉500克和猪肉1 500克放入锅中煎炒，然后加入高汤或开水，水开后将肉捞至汤罐中。再把洗净的药料党参10克、茯苓10克、白术10克、炙草10克、熟地15克、白芍10克、当归15克、川芎7.5克放入锅中，煮熟后将汤倒进罐中，文火煮90分钟。出锅前加入盐、味精、鸡精等调味料，这道八宝鸡汤就做好了。

（朱勤效）

百合莲鸭汤

　　这道药膳中既有莲子、百合可以安心神，也有鸭肉可以补肾阴。因此，对那些经常心神不安、夜间小便次数多的人，以及心肾不交型失眠的患者，每周服用一次，都会起到很好的食疗作用。

百合莲鸭汤

百　合：润肺止咳，清心安神。

莲　子：健脾止泻，养心安神。

薏苡仁：祛湿健脾，强肾利尿。

蜜　枣：益气生津，补血悦颜。

苦杏仁：止咳平喘，润肠通便。

枸　杞：滋肾润肺，补肝明目。

陈　皮：行气健脾，燥湿化痰。

鸭　肉：滋阴养胃，利水消肿。

具体做法是先将氽过的鸭肉（1只）放入锅中煎炒，然后加入高汤或开水，水开后将肉捞至汤罐中，再把洗净的百合20克等药料放入锅中，煮熟后将汤倒进罐中，文火煮90分钟，出锅前加入盐、味精、鸡精等调味即可。

这道汤中起主要作用的是百合，百合能清心安神、润肺止咳；辅用莲子20克，养心补脾、益肾涩精；再佐以枸杞5克、陈皮3克、薏苡仁40克、苦杏仁5克、蜜枣5枚等，能健脾益气、润肺通便；与血肉有情之品的鸭肉，能达到滋阴利水，治疗阴虚发热、水肿盗汗的作用。

（朱勤效）

山药玉竹白鸽汤

关键词

鸽子的身体中吸收了大量的自然阳气

中医认为天为阳,地为阴。由于鸽子每天在天空中翱翔,身体吸收了大量的自然阳气,这道药膳中的鸽肉可以治疗肾精不足引起的身体虚弱。如果是皮肤生有恶疮、疥癣等病症,鸽子肉也是较好的食疗原料,山药、玉竹和麦冬的合用,又能起到滋养肺阴的作用。所以,这道药膳特别适合大病之后的人。

山药玉竹白鸽汤

山　药:健脾补肺,固肾益精。

玉　竹:养阴润燥,生津止渴。

麦　冬:养阴润肺,益胃生津。

枸　杞:滋肾润肺,补肝明目。

鸽　子:补肝肾,益精血,益气,祛风解毒。

具体做法是先将余过的鸽子肉(1只)放入锅中煎炒,然后加入高汤或开水。水开后将肉捞至汤罐中,再把洗净的山药5克、玉竹10克、麦冬10克、枸杞5克放入锅中,煮熟后将汤倒进罐中,文火煮90分钟。出锅前加入盐、味精、鸡精等调味料,这道山药玉竹白鸽汤就做好了。

(朱勤效)

乌鸡白凤汤

乌鸡白凤汤

乌　鸡:养阴补益。

枸　杞:补血益精。

当　归:补血和血,调经止痛,润燥滑肠。

黄　芪:益胃固表,利水消肿,托毒生肌。

川　芎：活血行气，祛风止痛。

白　芍：养血柔肝，缓中止痛，敛阴收汗。

具体做法是，先将氽过的乌鸡（1只）放入锅中煎炒，然后加入高汤或开水，水开后将肉捞至汤罐中，再把洗净的枸杞5克、当归10克、黄芪10克、川芎7克、白芍7.5克放入锅中，煮熟后将汤倒进罐中，文火煮90分钟。出锅前加入盐、味精、鸡精等调味料即可。

从这道乌鸡白凤汤的原料中我们就可以看出，这道汤的作用主要是补血，而中医讲气为血之帅，血为气之母，气旺则血生。在这道汤中配上活血行气的川芎，就可以达到气血双补的目的。

（朱勤效）

草决明兔肝汤

关键词

中医讲肝主目，明目必要养肝

中医讲肝主目，明目则必养肝，这道药膳中的兔肝和草决明都是明目的佳品，放在一起更加强了明目功效。这道汤对那些肝功能不好的患者，以及腰酸疼痛、头晕眼花的人有一定的补益作用，而对那些经常熬夜或经常在电脑前工作的人来说，就更是一道保健良药了。

草决明兔肝汤

兔　肝：补肝明目。

草决明：清肝益肾，明目，利水通便。

具体做法是先将兔肝500克放入水中煮好,捞出放入汤罐内,将洗净的草决明10克放至锅中煮几分钟,捞出入罐,文火煮60分钟,加适量食盐即可食用。

(朱勤效)

参归排骨汤

这道药膳用猪排将几种补气血、温阳、补肾的药料合在一起,使其能够有清润开胃、益气健脾的功效,对于久病或手术后调养阶段的患者,有较好的补益作用。

参归排骨汤

排　骨:补肾养血,滋阴润燥。

党　参:补中,益气,生津。

当　归:补血和血,调经止痛,润燥滑肠。

枸　杞:滋肾润肺,补肝明目。

薏苡仁:祛湿保健,强肾利尿,促进代谢。

山　药:健脾补肺,固肾益精。

肉　桂:温中补阳,散寒止痛。

具体做法是,先将氽过的猪排500克过油煎炒,然后加入高汤或开水,水开后将肉捞至汤罐中,再把洗净的党参10克、当归5克、枸杞7克、薏苡仁10克、山药7克、肉桂3克放入锅中,煮熟后将汤和药料一起倒进罐中,文火煮90分钟,出锅前加入盐、味精、鸡精等调味料。这样,这道参归排骨汤就做成了。

(朱勤效)

川芎白芷鱼头汤

关键词

中医认为,肾精充足的人精力旺盛、思维敏捷、记忆力好、头发乌黑、牙齿坚固

中医认为肾精充足的人,精力旺盛、思维敏捷、记忆力好、头发乌黑、牙齿坚固。这道川芎白芷鱼头汤就是通过健脾益气的方法来补充人体的肾精,达到健脑的作用。

川芎白芷鱼头汤

鱼　头:健脑益智。

猪瘦肉:补肾养血,滋阴润燥。

川　芎:活血行气,祛风止痛。

白　芷:祛风除湿,通窍止痛,消肿排脓。

枸　杞:滋肾润肺,补肝明目。

党　参:补中,益气,生津。

具体做法是先将鱼头1个和氽过的猪肉150克过油煎炒,然后加入高汤或开水,水开后将鱼头和肉捞至汤罐中,再把洗净的川芎3克、白芷5克、党参5克、枸杞5克放入锅中,煮熟后将汤和药料倒进罐中,文火煮90分钟,出锅前加入盐、味精、鸡精等调味料即可。

（朱勤效　姜可千）

斛苓沙参猪骨汤

斛苓沙参猪骨汤主要是针对阴虚火旺患者的药膳。汤中的石斛可以治疗热病后期出现的身体虚弱、咽喉干燥、两目干涩、视力减退、腰膝酸软等病症，小孩、老人都可服用；沙参可以治疗热病后期出现的干咳无痰、口渴、食欲不振、经常低烧、形体消瘦等病症；茯苓和陈皮则能增加消化吸收的能力，这些药料再由猪脊骨组织在一起，补而不腻，是很好的一款药膳方剂。

斛苓沙参猪骨汤

猪脊骨：补肾养血，滋阴润燥。

石　斛：益胃生津，养阴清热，益精明目。

沙　参：润肺止渴，益胃生津。

茯　苓：渗湿利水，益脾和胃，宁心安神。

陈　皮：行气健脾，燥湿化痰。

具体做法是先将氽过的猪脊骨500克过油煎炒，然后加入高汤或开水，水开后将肉捞至汤罐中，再把洗净的石斛10克、沙参10克、茯苓10克、陈皮5克放入锅中，煮熟后将汤和药料倒进罐中，文火煮90分钟。出锅前加入盐、味精、鸡精等调味料。这样这道斛苓沙参猪骨汤就做成了。

（朱勤效）

清拌翠衣　芦根绿豆汤

关 键 词

中医认为,暑是阳邪,所以阳邪往往都伤阴

在炎热的夏季,人们最关心的一个问题恐怕就是如何预防中暑了。这个"暑"最早来源于中医。

沙凤桐(中国中医研究院眼科医院院长):暑是一种天之气,中医把一年四季的气候变化分为六气,分别是风、寒、暑、湿、燥、火,暑是六气之一。中医文献记载,如果它正常运行的话,就称为天之六气;假如运行太过,就称为六淫。中暑这个"暑"的概念,就是六淫之一,也就是能够造成人体生病的因素。中暑在古代医籍里就有记载:出现发热、气喘、胸闷、出汗比较多,严重的甚至出现昏厥。在这一气候里出现这一系列的病状,中医把这个病名就称为中暑。

夏令药膳有一个很重要的功能就是祛暑,那么夏季祛暑的药膳也分不同的种类。中医认为暑必挟湿、暑必伤阴、暑必耗气。所以,在药膳上也把祛暑药膳分为三类:祛暑胜湿、祛暑益气、祛暑养阴。

沙凤桐:我主要介绍两款祛暑养阴的药膳。中医认为,暑是阳邪,所以阳邪往往都伤阴。随着患者出现的症状可以看出,有很多都是津液受损的症状,比如口干、口渴、面赤、心烦等,中医认为这都是阴虚的表现。因此,在祛暑的同时还要养阴。要介绍的祛暑养阴药膳一个是清拌翠衣,另一个叫芦根绿豆汤。

清拌翠衣

西瓜皮:清热,解暑,利尿。

清拌翠衣的原料比较简单，就是西瓜皮。具体的制作方法是先去除西瓜皮外面的硬绿皮，再切成片，拌入适量的精盐、味精和香油，就可以食用了。

芦根绿豆汤

鲜芦根：清热解毒，生津。

绿　豆：清热解毒，祛暑。

芦根绿豆汤是一道既可以祛暑，同时也能防暑的药膳。具体的制作方法是将鲜芦根放入砂锅中煮约20分钟，再将绿豆倒入其中，等绿豆煮烂就可以了。喝的时候最好先放凉再饮用，效果更好。这两道药膳都具有祛暑养阴的功效，适于那些有轻度中暑并伴有口干、饮水多、出汗多的人食用。

（徐方方）

杞米鱼香茄子　清热消痱粥

除了上面两种药膳以外，日常生活中还有哪些食品也具有祛暑的功效呢？

沙凤桐：在生活中具有祛暑功效的食品还真不少，比如蔬菜类，有我们常用的百合、苦瓜、胡萝卜、芹菜、紫菜、冬瓜、茄子、黄瓜、藕、西红柿、南瓜等，这些都具有祛暑作用。另外，饮品类的，像酸梅、绿茶、菊花、莲子心、苦丁茶等，这些如果泡茶来饮用的话，都有祛暑的作用。还有水果类的，像西瓜、甜瓜、荸荠、芡实、莲子肉，都有不同程度的祛暑作用。如果是主食，在谷豆类方面，可以选用绿豆、薏苡仁、粳米、赤小豆、白扁豆、豌豆等，它们同样也有祛暑作用。

沙凤桐：我给大家介绍一下祛暑胜湿类的药膳。夏天的时候，与暑邪同时当令的是湿邪，中医认为暑必挟湿。所以，中暑的时候往往有湿邪侵入人体，表现出的症状有胸闷、口中黏腻、大便不畅等，这些都是湿气重的表现。当出现这些症状的时候，用一些胜湿的药膳，往往既可以祛暑，同时也可以胜湿。

沙凤桐：药膳的名字一个叫杞米鱼香茄子，另一个叫清热消痱粥。

杞米鱼香茄子

咸　　鱼：健脾益肾。

枸　　杞：补肝肾，益精。

生薏苡仁：健脾，化湿，利水。

茄　　子：健脾，祛暑。

杞米鱼香茄子的具体制作方法是先将生薏苡仁、枸杞放入水中，文火煮20分钟，再将茄条、咸鱼块（咸鱼要先用油煎一下）一起放入砂锅中，再配以适量的葱姜、料酒和酱油，煮熟就可以食用了。这道药膳适于轻度中暑并伴有胸闷、恶心、头昏、便黄的患者服用。

清热消痱粥

生薏苡仁：健脾，化湿，利水。

甜 杏 仁：宣肺止咳。

冬　　瓜：祛暑，利水，消肿。

粳　　米：健脾，益气，养胃。

清热消痱粥的制作方法是将生薏苡仁、甜杏仁、粳米放入水中，旺火烧开，煮至半软时加入冬瓜块。粥煮熟后可以加入少量的盐再食用。清热消痱粥适于轻度中暑患者食用，并具有清热消痱功能。

（徐方方）

洋参鲫鱼汤　防暑茶　乌梅莲心茶

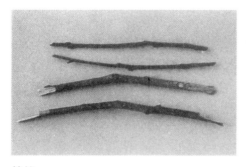

桂枝
【功效】发汗解肌,温经通阳。

盛夏是人们体力消耗较多的季节。酷热的天气使人体出汗很多,损耗了大量体液,同时又消耗了各种营养物质,很容易感觉到身体乏力和口渴。中医认为,这是一种耗气伤阴的表现,会影响到脾胃的功能,从而引起食欲减退和消化功能下降,因此不少人在夏季表现为气虚或气阴两虚。

根据中医虚则补的原则,夏天也可以注意进补。

沙凤桐:中暑有一个特点,往往是暑必伤气,暑气又是一个阳热之邪,因此,它有耗气的现象。所以,不管是预防中暑还是治疗中暑,一定要考虑益气的问题,也就是补气的问题。下面我给大家介绍的祛暑益气药膳,叫作洋参鲫鱼汤。

洋参鲫鱼汤

　鲫　鱼:健脾利水,消肿。

　西洋参:益气养阴,补脾。

这道药膳的制作过程也比较简单,将处理干净的鲫鱼和用纱布包好的西洋参,一起放入水中,再加入配料葱、姜、料酒,文火煮30分钟,放入适量的盐就可以食用了。

沙凤桐:这道药膳对轻度中暑而且兼有气虚症状的人非常适用,比如气短、乏力、口干,特别是汗出得特别多的人,都适合服用洋参鲫鱼汤。当然,它也可以作为预防中暑或者是暑期的保健药膳来服用。

前文围绕着夏季祛暑介绍了很多有关知识，还介绍了一些药膳，里面有菜、有粥，也有汤，下面给大家介绍一点儿喝的。因为夏天天气热，人又容易出汗，所以夏季及时补水是一个很值得注意的问题。如果缺水的话，人也容易中暑，而市面上销售的饮料可谓种类繁多，有时候真不知道喝什么才更有益于健康，接下来给大家介绍几种夏季具有祛暑功能的饮品。

防暑茶　乌梅莲心茶

沙凤桐：先给大家介绍一种防暑茶，它的组成很简单，有新绿茶、鲜佩兰、鲜藿香三种。首先是绿茶适量，佩兰和藿香各3克就可以了，根据自己的饮茶用量，像平常泡茶一样，把它们放在一起用开水冲泡就行。既可以解暑，又有化湿的作用，因为藿香、佩兰是属于芳香化湿的，而且喝起来还有点香味。还有一种就是乌梅莲心茶。它的成分有乌梅和莲子心，乌梅也叫酸梅，用三四颗就行了，再放一小撮莲子心，可以祛暑、生津、止渴、清心火，莲子心是苦的，有清心火的作用，很适于夏日，特别是出汗之后饮用，非常舒服。如果喜欢甜的饮料，也可以放点白糖，如果是糖尿病患者就不要加糖了。

（徐方方）

淮山药羊肉滋补汤

关键词

现代科学认为蛋白质食物的价值，看其中氨基酸的含量而定大家知道,中药中专门有一类是补益药,这些补益药又分为补气、补血、补阴、补阳等几类,淮山药就属于补气一类。在中药方剂中经常出现淮山药,因为中医治病不仅要祛病除邪,还要扶正培本,而淮山药就有着扶正培本的功能。所以,它广泛与解表、清热、祛风、开窍等各类药配伍使用。淮山药羊肉滋补汤是一道典型的滋补药膳,其主要原料就是淮山药。

淮山药羊肉滋补汤

淮山药:补脾养胃,生津益肺,补肾填精。

羊　肉:补气,养血,温暖脾胃,开胃健力。

生　姜:健胃,解表,通乳。

葱　白:解表,利尿,解毒。

白胡椒:促进胃液分泌,增进食欲。

料　酒:暖腰肾,驻颜色。

具体做法是将羊肉500克切成寸块,用开水煮一下。依次把羊肉、姜15克、葱30克、淮山药50克、白胡椒6克、料酒20克倒入锅中,然后再倒入高汤。用大火煮开之后用文火再煮60分钟。出锅前将盐、味精、胡椒粉依次放入汤中,这道淮山药羊肉滋补汤就做成了。

这道汤中有人体所必需的十多种氨基酸,在冬令时节用它进补能发挥独特的疗效。现代科学认为蛋白质食物的价值,看其中氨基酸的含量而定。羊肉、山药均含有丰富的氨基酸,服用这道汤可以摄入大量蛋白质,供给人们充足的营养。同时,这道汤对那些气血两亏、体质虚弱的人有很好的补益作用。如果您家里有刚做过大手术的患者,可以试试让患者像喝汤药一样服用此汤,每天服用3次,每次50毫升,连续服用3～5日为一个疗程。

（孙　海）

人参淮山药乌鸡汤

关 键 词

一般认为,冬季三九天是进补的最佳时机

俗话讲:"人身三宝——精、气、神"。中医认为,气是人体生命的动力和根本,它充满全身,运行不息,关系着人体的健康与长寿,养生就必须以调气为本。

人参为冬令补品,《神农本草经》称人参"主补五脏",可安精神、定魂魄、止惊悸、除邪气、明目、开心益智,一般多用它来治疗气虚体弱等病。人参中至少有12种人参皂苷,对神经系统、内分泌系统、循环系统都有良好的作用。但人参作为补气之品,容易使人上火,因此对有些人不太适合,比如感冒发热、口苦、烦躁、胸闷、腹痛以及妇女月经期间都要忌服。体质健壮者,最好不服这道汤。

人参淮山药乌鸡汤

人　　参:适用于劳伤虚损、肢体倦怠、阴虚盗汗、津液不足等阴虚症状。

淮山药:益气力,长肌肉,清虚热。

乌　　鸡:补益五脏,治疗脾胃虚弱。

红　　枣:补脾胃,益气血,安心神。

生　　姜:健胃,解表,散热,解毒。

具体的做法是先将乌鸡一只拆散切成块状,把人参切成段片(注意做汤之前,先把人参洗净用水浸泡30分钟),把乌鸡块用沸水焯过之后直接倒入锅中,将淮山药30克、人参15克、红枣5枚、生姜2片依次放入锅内,然后加入高汤适量,浸泡人参的参水也可以放入汤中,之后开始沸煮。先用大火将水煮沸,然后用文火再煮两个小时。再把精盐、味精、鸡精、胡椒粉放入汤中溶化调匀,这道人参淮山药乌鸡汤就可以食用了。

一般认为,冬季三九天是进补的最佳时机,这是根据中医学"冬至阳生"的观点确定的。冬至,是冬季气候转变的分界线,从这时开始,阴气开始消退,阳气逐渐回升。这个时候进补,可扶正固本,培育元气,从而有助于体内阳气的升发,增强体质和抗病能力,为下一年身体的健康打下坚实的基础。

(孙　海)

玉竹锅塌豆腐

在中国,一些养生、食疗、进补的方法在民间广为流传。比如上火宜喝白糖或冰糖水,而不宜喝红糖水;妇女生小孩之后,宜用鸡汤补身体,而不宜用鸭汤等。其中许多虽然都是代代相传的经验之谈,但却包含了中国传统医学阴阳平衡的基本道理。在炎热的夏季,那就应该多吃一些滋阴清热的食品。

玉竹锅塌豆腐

玉　竹:养阴润肺,生津养胃。

豆　腐:补脾益气,清热解毒,清心。

猪肉馅:补血,滋阴润燥。

玉竹锅塌豆腐的具体做法是先将猪肉馅150克中放入少量的葱末、姜末以及适量的盐、味精、水一起搅拌成糊状待用,将豆腐250克用模子做成花边圆片,然后用豆腐片夹上肉馅。将生鸡蛋放入容器中搅开,把夹好馅的豆腐沾上全蛋液放入六成热的油锅中炸至金黄色捞出。将泡好的玉竹片5克以及葱末、姜末一同放入锅中煸炒几下,放入适量的酱油、糖、料酒、味精,炒出香味,再将炸好的豆腐放入锅中,中火改文火塌至20分钟,然后将淀粉汁放入锅中收汁,这道玉竹锅塌豆腐就做好了。

杨国政(北京中医医院营养师):玉竹和豆腐凑在一起有降脂、轻身、健脾、养胃、益寿、降糖的作用,像一般口干、口渴以及由于热病引起的口干、口渴都可以治疗。

(陶　娅)

珍珠薏苡仁丸子

珍珠薏苡仁丸子

猪肉馅:滋阴润燥,补血。

薏苡仁:健脾清肺,利水除湿。

珍珠薏苡仁丸子的具体做法是,将猪肉馅500克用水调匀,放入少许葱末、姜末、盐、味精,沿一个方向搅拌成糊状做成丸子,再粘上泡好的薏苡仁200克,做成圆球形状,码在盘中,然后上笼屉蒸20分钟后出锅摆在盘里,再用高汤、淀粉勾芡,浇在丸子上,这道珍珠薏苡仁丸子就可以食用了。

杨国政:猪肉本身有滋阴清热、健脾胃益气的作用,生薏苡仁有健脾、利湿的作用,可以治疗由于脾湿引起的湿疹或是脚气之类的湿热病。另外,据现代药理研究,生薏苡仁有预防和治疗癌症的作用。

(陶　娅)

桃仁枸杞鸡丁

核桃本身就是补肾的

桃仁枸杞鸡丁

鸡胸肉：温中益气，补精填髓。

核桃仁：温补肺肾，润肠通便。

枸　杞：滋肾养肝。

桃仁枸杞鸡丁的具体做法是先将核桃仁50克放入温油中炸至七成熟，捞出待用，将鸡胸肉400克打十字花刀，切成肉丁，用蛋清加淀粉上浆待用，锅中放入适量的油，将鸡丁放入锅中翻炒几下，铲在盘中，留底油，将葱末、姜末以及少量盐、味精一起煸炒出香味，放入泡好的枸杞5克，炒匀，再将鸡丁、核桃仁放入锅里一起炒，这道色香味俱全的桃仁枸杞鸡丁就做好了。

杨国政：核桃本身就是补肾的，它跟黑芝麻、枸杞有相似的作用，而且比它们的作用还要好，干核桃补肾作用比较强。鸡肉本身是温补的，可辅助治疗多种疾病。产后患者一般偏于体虚、怕冷，就用鸡汤或者鸡肉来治疗。

（陶　娅）

车前子如意菜卷

车前子如意菜卷

鲜　虾　仁：补肾壮阳，滋阴健胃。

猪　肉　馅：养血,健脾。

车　前　子：清热利尿,清肝明目,清肺化痰。

大白菜叶：清热利水,养胃解毒。

车前子如意菜卷的具体做法是将鲜虾肉250克剁成馅状与猪肉馅250克一起搅拌,并放入适量的葱末、姜末、味精、料酒,调成糊状待用。然后把大白菜叶250克放进开水里烫一下,将菜叶放平,卷上肉馅以及车前子10克,切成段,放在笼屉上蒸10分钟取出,摆在盘中,再将柠檬汁滴入留底油的锅里,放入少量的糖、淀粉汁调成汁,浇在菜卷上,这道香甜可口的车前子如意菜卷就做好了。

杨国政：这道菜可以治疗阴虚引起的咳嗽,小便不利的患者也可以用。另外,治疗上火也可以,它本身有清热利湿的作用。对于酒精中毒的患者,也是很有益处的。

（陶　娅）

陈皮牛肉丝

陈皮牛肉丝

牛里脊肉：益气强筋,温中健脾。

陈　　皮：行气健脾,祛湿化痰。

陈皮牛肉丝的具体做法是先将牛肉500克切成丝,加蛋清搅拌,稍后放入淀粉,搅拌均匀待用,把鲜陈皮6克切成丝,放入开水中焯一下放在盘中,将油放入锅里温热后,炒牛肉丝至八成热,放入盘中,留底油。然后放入少许葱末、姜末,煸出香味后放入酱油、牛肉丝,在锅中煸炒几下,再将鲜橙汁放入锅中,放少量的糖、盐、味精以及陈皮丝,翻炒几下后加入淀粉汁,这样这道陈皮牛肉丝就做成了。

杨国政：牛肉是温中健脾的,脾胃虚寒的患者服用牛肉效果比较好。陈皮本身有理气的作用。两者同用可以理气化痰、温中健脾。

（陶 娅）

枸杞荷兰豆

枸杞荷兰豆

荷兰豆：平肝理气。

枸　杞：滋肾补髓，养肝明目。

枸杞荷兰豆的具体做法是先将锅中放入开水，加入两三滴色拉油，把荷兰豆300克放入开水中焯一下，控干水，用适量的油煸炒泡好的枸杞15克，炒出红油色。然后把荷兰豆放入锅中一起用大火炒，放入盐、糖、味精，翻炒几下，这道枸杞荷兰豆就做好了。

杨国政：枸杞主要的作用就是补肾、养阴，像阴虚引起的咳嗽、糖尿病或者是阴虚引起的腿疼、脚后跟疼都可以用；荷兰豆本身是偏于温性的，它有温经通络作用，两者合在一起可以温经通络、舒肝止痛，对于经络阻塞引起的疼痛都可以治疗。

（陶 娅）

双耳听琴　陈皮苜蓿

双耳听琴

黑木耳：舒筋活络。

银　耳：养阴润燥。

西　芹：补肾清肝。

双耳听琴的具体做法是首先将西芹50g切成小块儿，用开水氽一下待用。然后将黑木耳和银耳80克撕成小块，在开水中氽至七八成熟，最后将放凉的木耳、银耳80克、西芹50克放入碗中，依次将精盐、味精、香油放入调制均匀，这道药膳就可以食用了。

这道双耳听琴具有养血助消化、健脾润肺的功能，下面的这道药膳陈皮苜蓿具有健脑活血、防治心脑血管疾病的功效。

陈皮苜蓿

苜　蓿：养血活血。

陈　皮：健脾祛痰。

首先将陈皮25克切成丝，在水中浸泡10分钟左右，将水沥干待用，接着再将蒜切成末。将苜蓿400克、陈皮、蒜末放入碗内，依次将醋、白糖、食盐、味精等调料放入拌匀，这道陈皮苜蓿就做好了。

（赵　燕）

杞果醉虾仁　水晶百合雪梨

杞果醉虾仁这道菜制作起来很简单，它有清暑利湿、补益肝肾的功效，所以很适合在夏天食用。您如果有兴趣的话，可以在家里尝试着做一下。

杞果醉虾仁

虾　仁：补肾壮阳，滋阴健脾。

冬　瓜：祛暑，利水消肿。

西　芹：补肾清肝。

枸　杞：滋肾润肺，补肝明目。

姜　末：发汗解表，温肺止咳。

杞果醉虾仁的具体做法是先将西芹切成菱形块，将冬瓜切成小块，然后将西芹和冬瓜100克一起放入锅里烫一下，至八成熟的时候捞出待用。将虾仁150克的虾线剔除，放入锅里烫至九成熟就可以了。把姜切成碎末待用，这些准备工作做好以后，就可以开始调制了。首先将烫好的虾仁和西芹、冬瓜放在一起，然后依次将枸杞、姜末、料酒、盐、味精、香油放入，调制均匀后，这道具有清热利湿、补益肝肾的药膳就做好了。

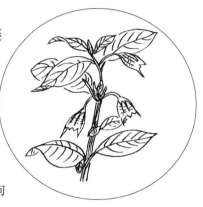

三分三

【功效】麻醉镇痛。

水晶百合雪梨

雪　梨：清热降火，止咳化痰。

百　合：润肺止咳，清心安神。

冰　糖：润肺生津，补中缓急。

玫瑰酱：理气解郁，活血化瘀。

水晶百合雪梨具有养阴润肺的作用，也很适合在夏天食用。这道菜的具体做法是先将梨切成片后放入水中待用，然后将百合汆熟，再将冰糖放入锅中熬制，在熬糖的过程中就可以摆盘了。将雪梨在盘中摆好后把百合放在中间，这时再将熬好的糖淋在上面，上锅蒸15分钟，最后将玫瑰酱淋上后，这道菜就做好了。

（赵　燕）

玉 参 焖 鸭

关键词

玉竹能很好地补肺胃之阴,而且有润燥、止咳作用

说到养生,中国人是最注重饮食养生的了。就拿中国北方地区来说,一到秋季,人们就会出现皮肤干燥、脱屑、鼻腔干、口唇干等症状,这样的季节我们应该吃点什么呢?

沙凤桐(中国药膳研究会常务副会长):立秋以后,秋三月就到来了。秋天气温逐渐下降,大气里面的水分减少,而人体同样也会感觉干燥。中医认为秋季是燥邪燥气当令,燥气容易伤及人体的阴分,特别是人体的肺,肺脏是喜润而恶燥的,经常要有些津液濡润它,才能气机通畅,否则的话就会出现气机上逆,甚至生痰、气虚。所以在这个季节,如果要用一些养生的药膳,我们主张以滋阴润肺、养阴润燥为主。在此想给大家介绍一道菜,叫作玉参焖鸭。玉参焖鸭这道菜需要准备的原料有玉竹50克,沙参50克,老鸭1只,花椒、葱、姜各适量。

玉参就是指玉竹和沙参,再加上老鸭,就是一道防秋燥的药膳了,它们三者放在一起具有很好的润燥功效。

沙凤桐:玉竹能很好地补肺胃之阴,而且有润燥、止咳作用。玉竹普通人可以少量服用,因为它药性平和,而且以补阴、生津为主,养肺胃之阴,所以一般人群都适用这个药。沙参在中药里分北沙参和南沙参。南沙参性寒味苦,而北沙参甘平,性偏补,补肺阴和补胃阴的效果更好,因此常常用于风热外感之后,或者肺气虚、胃弱、咽干、口燥、咳嗽等病症。

南沙参并不是指生长在南方的沙参,而是指桔梗科的植物轮叶沙参、杏

叶沙参以及华东杏叶沙参的根。北沙参却是伞形科植物珊瑚菜的根,它生长在海边沙滩,或者是栽培在肥沃疏松的沙质土壤里,是中医比较常用的一味药材。

这道菜具体做法是先将老鸭去毛、去内脏后洗净,然后再把老鸭剁成块。玉竹、沙参可在中药店购买。把剁好的鸭块放入水中煮开,水开后捞出,倒掉带有废沫的水,再换上一锅清水,重新放入鸭块。这时依次放入玉竹、沙参、姜、葱、花椒、料酒和少许盐,盖上盖,水开之后,将大火改为小火继续焖煮。一般玉参焖鸭需要小火焖煮至少1个小时以上,煮熟后,先捞出药渣,再放入适量的味精和胡椒粉,这样,这道药膳就可以食用了。

说到鸭肉,我们知道它的做法和吃法也是源远流长了,像烤鸭、咸水鸭、桂花鸭等,鸭肉除了是一道很好的菜肴以外,也是一个辅助的中药补品,它可以补脾、益气、利水,另外对于虚热、虚劳、发热等,用它可以除骨蒸劳热,而且有很好的健脾作用。玉竹和沙参都可以养肺胃之阴、除热、止咳、润燥,再加上鸭肉的功能,三位一体,能够起到很好的相辅相成的作用。

(唐 莹)

珠玉二宝粥

关键词

每一种食物都有一定的药用功效

秋天的时候,人们为了防止秋燥,应该吃一些什么样的食物呢?

沙凤桐(中国药膳研究会常务副会长):秋天养生,要防止燥邪伤人,主要应该用养阴、滋阴、润燥、养肺的食品比较适宜,比如像芝麻、糯米、粳米、蜂蜜、乳制品等等，这些都有润燥、生津、养阴的作用。

今天给大家介绍一道润肺的粥，这个粥的名字很好听，叫珠玉二宝粥，但是从这个字面来看，看不出它用的是什么原料。

沙凤桐：珠玉二宝粥的珠主要是薏苡仁。你看薏苡仁比较白，而且圆，煮出来以后很明亮，像珍珠一样；玉呢，主要指的是山药，因为这个山药去了皮以后，切成片，就像白玉一样的，所以叫作珠玉二宝粥。

我们需要准备的主料有：生山药60克、生薏苡仁60克、柿饼24克。先把山药去皮，切成小方丁放在碗中备用，再把事先泡好的薏苡仁放入锅中，用旺火煮，煮到七成熟时，再把山药丁放入锅内，边搅拌边煮，大约煮20分钟的时间。

沙凤桐：药膳是不是一定要加入了中药才叫药膳呢？实际上这是个误解。我们平常用的大部分食品，都有自己的药性，或者温或者偏凉或偏平。中国最早的中药典籍叫作《神农本草经》，它记载了365种药，其中大概有50多种就是我们平常吃的一些食品，比如肉类、鱼、蟹、蔬菜，有些调料如姜、葱，还有一些水果像梨等，这些都既是药物又是食品。在明代李时珍的《本草纲目》中记载就更多了，恐怕有几百种。中医一个说法，叫药食同源，药和食很难分开，所以神农尝百草，他尝的既有药也有食，因此说尝百药，而是尝百草。

实际上每一种食物都有一定的药用功效，在中药店里能够买到的药有些也是我们日常生活中常吃的东西。比如像珠玉二宝粥里面的山药、薏苡仁，它既能够在中药店里面买到，也能够在菜市场上买到，有些在粮店里也能买到。

沙凤桐：说到这个山药，据说其名字的由来在历史上还有一个故事。山药最早的名称叫作薯蓣，在汉代以前，包括张仲景的《金匮要略》里都叫作薯蓣。后来到了唐朝唐代宗的时候，因为皇帝的名字叫李豫，那么就要避皇帝之讳，所以就把"蓣"字改成了"药"字，叫作薯药；到了宋朝宋英宗的时候，英宗的名字叫曙，又要避皇帝之讳，所以把薯字去掉，改成了山药，从此以后的文献记载就都叫山药了。

山药别名山芋、苹茹。山药的功能有健脾、补肺、固肾、益精。李时珍在《本草纲目》里说，山药既可以食用也可以药用，如果是食用，以家种为好；如果是药用，则以野生为佳。

有一句俗话，七月核桃八月李，九月柿子赶满集。也就是说一过九月这个柿子就满大街都是了，珠玉二宝的二宝之一就是柿子饼。

沙凤桐：这道菜呢，是民国初期名医张锡纯在《医学衷中参西录》里面介绍的，它原方是用柿霜饼，柿霜饼制作起来很复杂，即把柿子收下来以后，去掉皮，日晒夜露：白天要晒，晚上要在露水里放置。经过1个月，柿子变干了，干了以后，在柿子表面有一层白霜，我们就称为柿霜，柿霜的功效为清肺、利咽、养阴、润燥。把这个柿霜刮下来，放到一个容器里面贮存，之后做成饼状，就叫柿霜饼。因为制作比较复杂，现在市面上比较难买到，所以我们就把这个方子稍微地改一改，就是把柿饼表面上带霜的那层皮用刀削下来，这样跟原来的作用是一样的。

待粥煮到九成熟时，把柿子饼上那层带霜的皮削下少许，切碎后放进粥里，搅拌均匀，再煮3分钟，这道珠玉二宝粥就做好了。

珠玉二宝粥功效有滋阴、润燥、养肺，如用纯白柿霜，止咳效果更强。

（唐　莹）

川 贝 酿 梨

中国人吃东西都喜欢热闹，喜欢大家一起分享，但是有一样东西谁都不愿意分，这就是梨。

沙凤桐（中国药膳研究会常务副会长）：梨，在古代就有孔融让梨，所以这个梨是可以让的，但是不能分，因为这里面谐了一个"离"的音，我们中国人是最讲究亲近和睦的了，所以这梨是千万不能分。

我们要做的药膳就是以梨为主料的，不能分，那这药膳怎么做呢？

这道药膳需要准备的原料有：鸭梨3个，冬瓜50克，蒸好的糯米饭50克，冰糖90克，打成粉的川贝6克。首先把梨带把的这一端剜下一块，再用小刀挖净梨核，接下来把梨放进开水里烫一下，捞出来之后，放入凉水中过一遍，将加工好的梨放在盘子里备用。把准备好的冬瓜改刀切成小方丁，放在稍大一点的碗里，加入适量的冰糖，和糯米饭一起搅拌均匀，然后把拌好的配料装进掏空的梨里边，再把川贝粉分成三等份逐个撒在上面，盖上梨盖，上锅用旺火蒸上10分钟左右。10分钟后，把蒸好的梨拿出来，换一只锅，倒入一些开水，再放入适量的冰糖，待冰糖溶化后收成浓汁，再把冰糖汁逐个浇在梨上面，这道色香味俱全的川贝酿梨就做好了。

沙凤桐：这个梨不能分，做起来就比较复杂，不过做出来以后样子应该是很好看的。不只是样子好看，食用梨还有很多好处，因为梨可以生津、润燥、清热、化痰，对于热病后的伤阴更为合适，平常有些热象，比如咽干、眼睛有点发红等，多吃一点梨会有好处。李时珍在写《本草纲目》的时候，就说当时很多人有痰、热的病症，其实吃梨很有好处，但是他也强调不能吃得过量，因为梨偏寒，过量食用会伤及脾胃。

梨的品种繁多，既可以食用，也可以药用。在中国，著名的梨就有河北鸭梨、山东莱阳梨、安徽砀山梨、陕西彬州梨、新疆的库尔勒香梨等。梨吃起来清脆多汁，并带有甜、酸、涩等滋味，自古就有"百果之宗"的美誉。

梨作为药用还是挺普遍的，像梨酒、上海的梨膏糖、北京的秋梨膏等。小时候生病咳嗽，妈妈都会给我吃梨膏糖，当时就觉得那个滋味苦苦甜甜的，既是药，又能当零食，所以也挺爱吃的。

沙凤桐：说起这个梨膏糖还有一个小故事。据说在唐朝的贞观年间，宰相魏征的母亲患病久咳不止,于是魏征就用梨榨出汁来,然后加一些中药把它熬成膏,成为梨膏糖,老太太经常吃,果然慢慢地咳嗽就好了。因此这个方子后来就流传到民间,为广大的老百姓所接受。南方很多家庭经常给孩子们买一些,在秋天吃这个,一方面防止秋燥,同时对轻微的咳嗽、有痰等都会有好处。

这个梨里面酿的东西非常丰富,尤其里面放着糯米,它的味道应该也是不错的。说到糯米,我们知道糯米鸡、粽子、糯米藕片等等,味道都是很好的,很多人都特别爱吃。糯米对人的身体有哪些好处呢?

沙凤桐:糯米又称为江米,它有补中益气、润燥、养胃、生津的作用,所以常常用于消渴、发热、燥咳等一些疾病当中,有很好的食疗作用。

川贝酿梨里边有一个作为主药的川贝,知道的人可能不太多,它的功效在哪儿?

沙凤桐:川贝很像薏苡仁,但比薏苡仁要大,而且它不是种子。贝母有两种,一种是川贝,生长在四川,就叫作川贝;一种叫象贝或者叫浙贝,生长在浙江一带,也称大贝。川贝的作用是清热、化痰、止咳、润肺;象贝或者是浙贝,则主要是软坚散结。川贝和梨的作用是相辅相成的,都能起到润燥、生津、利肺、化痰的作用。川贝酿梨的主要功效是润肺消痰,降火除热。

(唐　莹)

百合杏仁枇杷粥

关键词

百合杏仁枇杷粥适用于秋燥伤阴之时,对干咳少痰、皮肤干燥有很好的效果不管是南方人还是北方人，很多中国人都爱喝粥。喝粥也是一种学问。

沙凤桐（中国药膳研究会常务副会长）：说到这个粥啊，我还知道有一首诗，叫《煮粥诗》，是明代诗人张方贤的作品，诗里面有一句话——"莫言淡薄少滋味，淡薄之中滋味长。"实际上说出了粥的那种淡而悠长的味道。

天干气燥的秋天如果能够喝上一碗粥，对于养阴润燥是非常有好处的。今天我们做的就是一道防秋燥的粥，名字叫百合杏仁枇杷粥。

百合杏仁枇杷粥需要准备的配料有：鸭梨20克，杏仁12克，百合15克，枇杷果20克，粳米50克，蜂蜜少许。

这道粥的配料还真是我们平时常见常吃的东西，比如杏仁豆腐、西芹炒百合，大家都挺爱吃的。另外百合的形状像白莲花瓣一样，很漂亮，而且名字也很吉祥，百年好合。记得有一个广东的朋友，特别喜欢用百合莲子煲糖水喝，说是很润肺。

沙凤桐：这几样原料可以说都是物美价廉，有利于健康，有利于润肺化痰止咳的食物。百合有很丰富的营养成分，包括蛋白质、氨基酸。中医里也有很多记载，《本草纲目》里就记载着百合可以润肺止咳、宁心安神、补中益气等。杏仁营养价值也很高，富有蛋白质、碳水化合物，包括一些微量元素，像磷、钙、铁等，从中药这个角度来讲，杏仁有很好的润肺、清热、化痰、止咳的作用。所以秋季把这几样原料做成菜肴或者食品，那是非常有利于健康的。

平时只知道吃杏仁啊，吃百合啊，但是确实不知道还有那么多的好处。

这道粥的具体做法是先在锅里放入适量的开水，然后依次把洗净的百合、杏仁和粳米倒进锅里，用大火煮，一边煮一边搅拌，让粥始终保持微滚的状态，这样可防止火大干汤或汤汁外溢。一直煮到米粒开始膨胀，米水融合、柔腻如一时再换小火。接

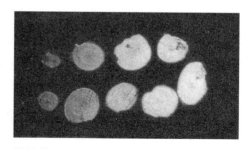

桂枝片
【**功效**】发汗解肌，温经通阳。

着开始准备其他配料，把梨去皮切成丁，枇杷也切成小丁。先放入枇杷丁，稍稍搅拌，再放入梨丁，一边熬一边搅拌。等到粥熬好后，放至稍凉，再加点蜂蜜，这样这道百合杏仁枇杷粥就做好了。

梨想必大家都很熟悉了，很多朋友都爱吃，新疆库尔勒的香梨特别甘甜。爱唱歌的人、做播音工作的朋友，平时就喜欢用冰糖炖梨吃，吃了以后对嗓子有养护的作用。

沙凤桐：梨确实是一种很好的保健食品，一种很好的水果。古人说生吃和熟吃还不太一样，生者清六腑之热，熟者滋五脏之阴。也就是说如果生吃的话，它清热的效果会更好；如果熟吃的话，养阴的效果会更好。除了梨，枇杷果也有这些功效。

沙凤桐：枇杷果和乐器琵琶这两个名字之间应该有些关系，因为枇杷果的叶子和乐器的琵琶形状非常相似，所以还是有一定关联的。不过说到这儿我倒想起一个故事来：在古代有一个官员想吃枇杷，让他的下人去拿，结果下人不知道琵琶和枇杷果的区别，就把一把乐器琵琶劈了以后，煮了一碗汤端上来，结果被这个主人大骂了一顿。不过现在还真有一道菜叫作琵琶羹，它是用鸡头米、西米和椰奶做成的，取白居易《琵琶行》中大珠小珠落玉盘的意思。

枇杷秋不凋，到冬天开花，春结子，夏初成熟，被誉为是果木之中独备四时之气者，也就是说它是集四季之气的果实，这样的果实其功效一定是不一般。

沙凤桐：是的，枇杷性凉，味甘酸，具有润肺、止咳、和胃的功效。现代研究枇杷里面的主要成分除了糖、蛋白质、脂肪以外，果胶、胡萝卜素、苹果酸、柠檬酸以及微量元素和维生素A、维生素B、维生素C等含量都很高。其中胡萝卜素对人体很有好处，据说在水果里面它的含量排第三位，对于视力保护也有很好的作用。

沙凤桐：枇杷在古代的时候好像还有一个名字，叫无忧扇。我们今天这道药膳实际上是让读者朋友一边摇着无忧扇,一边喝着润燥粥,优哉游哉度过金秋。

沙凤桐:等粥稍微放凉的时候再加入蜂蜜,因为蜂蜜在60摄氏度以上的时候,所含的一些营养物质会受到破坏,甚至会产生一些有害物质。蜂蜜是一个完美的保健食品,要想做名厨师,则要会以蜜代糖饴,就是说做餐做菜的时候,如果需要甜味,加上蜂蜜味道比糖要好,而且营养成分、保健功能也更突出一些。明代李时珍在《本草纲目》里也指出,蜂蜜有五大功效——清热、解毒、止痛、润燥、补中,补中就是补脾胃,所以经常食用蜂蜜对身体是有好处的。

(唐　莹)

荷叶郁金降压粥

关 键 词

荷叶郁金粥可以理气活血,降血压、降血脂

微风吹过,荷香阵阵,虽然已经过了花期,但"接天莲叶无穷碧"的景色还是让人感到欣喜。荷叶出淤泥而不染,不仅成为文人墨客的创作对象,也是餐桌上雅俗共赏的美食,所以每到夏秋时节,也就到了人们享用荷叶的最好时候。

周文泉(中国药膳研究会会长):荷叶是个好东西,实验证明它能降低胆固醇、甘油三酯和β-脂蛋白。

中国很多地方都有荷叶,所以自古以来用荷叶做原料的食品也比较多,比如荷叶粥、荷叶饭。小时候我也喝过荷叶粥,而且还记得当时妈妈做的过程:先把米熬至软糯,就是煮开了花儿以后,放一些糖,再把荷叶洗干净,盖在粥上,再盖上锅盖用文火煮,煮一段时间以后,就会发现荷叶的绿汁溢出来了,锅里开始飘香,吃完了以后也是满口留香。

周文泉:要想吃营养补品的话,粥是个好东西。煮粥以粳米为主,粳米是大米的一种,能益寿延年,陆游的《食粥》诗里讲:"世人人人学长年,不悟长年在目前,我得宛丘平易法,只将食粥致神仙。"

荷叶郁金降压粥需要准备的原料有:鲜荷叶1张,山楂干30克,郁金15克,粳米100克,冰糖适量。将粳米、山楂、荷叶洗净后备用。

郁金在中药店可以买到。这个粥里还有两个配料:一个是山楂,一个是郁金。山楂我们都很熟悉了,但是认识郁金的人可能就不多了。

周文泉:郁金是很好的药材,主要生长在浙江、广东、广西、四川、云南,性味辛、苦、温,入肝、脾两经。主要能够理气止痛、活血舒肝,而且能够利胆退黄。山楂是水果,现在切成饮片的样子,既能够做药材,也可以入药膳。

荷叶郁金降压粥的具体做法是首先把一整张荷叶撕成小块,放入开水中煎煮,接着放入郁金,搅拌一下,让它们彻底浸泡在水中,用大火煮10分钟左右,然后把煮透的荷叶和郁金捞出来,再把准备好的山楂、粳米和适量的冰糖放进用荷叶和郁金熬出的汤中,大火煮20分钟,换小火再煮上10分钟,这样一锅香喷喷的荷叶郁金降压粥就做好了。

粥已经熬好了,颜色很漂亮,味道也应该是酸酸甜甜的。把荷叶、山楂、郁金、粳米放在一起,熬成荷叶郁金粥。

周文泉:荷叶起到清暑热、散瘀血的作用,山楂和郁金起到理气和活血的作用,这个粳米和冰糖养胃生津。它们结合在一起就有活血止痛、降脂降压的作用,有高血压、高脂血症的人服用是非常好的。

如果您家里有高血压患者的话,不妨试试这个荷叶郁金降压粥,早晨起来以后,喝上一碗热腾腾的荷叶郁金降压粥,然后再配上凉拌芹菜、凉拌菠菜之类的小菜，既开胃，又能够降血压，是很有好处的。

（唐　莹）

止消渴速溶饮

关 键 词

服用药膳要辨证施膳，坚持服用

人们经常发现，有一些中药就是大家平时扔掉的一些瓜果蔬菜的废弃料，而中医把它利用起来以后，就变废为宝了。

高普（中国药膳研究会副会长）：在中医看来，有些入药皮类的价值是很高的，比如化红就是用柚子皮通过炮制而成的。现在我们就利用废皮来给大家制作一道药膳，这道药膳尤其适合糖尿病患者服用。

制作这道止消渴速溶饮需要准备的原料有：瓜蒌根250克，把它捣碎后浸泡在凉水中待用；另外需要冬瓜皮、西瓜皮各1 000克，将冬瓜皮、西瓜皮去掉硬皮后切成片，放在盘中备用，这样这道药膳的准备工作就完成了。

高普：有一首诗写得非常好："剪剪黄花秋复春，霜皮露叶护长身。生来笼统君莫笑，腹内能容数百人。"这是宋代大诗人郑安晓咏冬瓜的一首诗，这首诗最后这一句里点得特别明显，"数百人"说的是冬瓜仁儿，写得非常好，您知道冬瓜名字的来源吗，为什么叫冬瓜吗？

冬瓜这个名字的由来有许多传说，其中一种就是说冬瓜成熟的时候长得特别大，有一层薄薄的白霜，就像冬天下的霜雪似的，所以叫冬瓜，也叫大白冬瓜。有的长得像古代枕头似的，长长的，所以也叫枕瓜。

很多人都很喜欢吃冬瓜，清代美食家袁枚就说到冬瓜的做法有许许多多种，比如说可以水煮、清烧，另外焖、烩等。生活中常做的有冬瓜虾仁、海米冬瓜，还可以用冬瓜来余丸子、做汤，还有用冬瓜和馅来包饺子等做法。

高普：冬瓜营养丰富，药用价值非常高，所以很早以前，《食疗本草》里就有冬瓜的记载，写到"熟食之佳"，就是做熟了吃比较好。"冷食之令人瘦"，放凉吃使人变瘦。所以常吃冬瓜可以轻身健体。

配料里有西瓜皮、冬瓜皮，这两样东西我们都很熟悉了，但是我发现里面还有一个瓜蒌根，我想可能很多朋友都跟我一样，不大认识。

高普：瓜蒌又叫药瓜、大圆瓜。是属于葫芦科多年生的草本植物，属于藤类，产于山东、河南、河北、广西、江浙一带。它的药用是非常广泛的，瓜蒌的根块，也叫天花粉，是治疗消渴非常好的一味药。大医学家孙思邈在《千金翼方》里写道，天花粉乃是治消渴之圣药，可见天花粉的作用。

瓜蒌根主要有清热、生津、消肿的功效。

高普：它不但对冠心病、心绞痛有效，对于心肌缺血和一般老年人咳喘、肺热的喘咳、热病之后的喘咳也有效，还有对于糖尿病都是非常有好处的。

止消渴速溶饮的具体做法是先把冬瓜皮、西瓜皮还有捣碎的瓜蒌根一起倒入砂锅中，搅拌均匀后，用大火煮1个小时左右，待冬瓜皮、西瓜皮煮得烂熟后，再把锅里的瓜皮渣都捞出去，接着再将去掉瓜皮渣的汤汁换小火煎煮，煮到比较浓稠时装入瓶中储藏。每次喝的时候倒出10克左右，可以兑水喝，随渴随饮。止消渴速溶饮适用于烦渴多饮，口干舌燥，尿频量多的患者。

用食平疴，可谓良医，学上几招，没准儿对你的身体多有益处呢。

高普：服用药膳时要注意，第一要辨证施膳；第二要有整体观，整体看看有没有其他的疾病；第三要经常服用。

饮食对于糖尿病患者来说也是非常重要的一个方面，糖尿病患者可以把视线集中到饮食调理方面，多下一点功夫，相信对您的身体健康会有一定帮助的。

（唐　莹）

木耳菊花鱼丸

木耳菊花鱼丸可以滋阴养血,活血祛瘀,通经活络

九九重阳节里,有一道应节气的菜,特别适合老年人吃。

周文泉(中国药膳研究会会长): 我们知道重阳节有这样两个习俗,一个是登高,一个是赏菊。我们不仅要赏菊,还可用菊花做一道菜,叫木耳菊花鱼丸。

做这道木耳菊花鱼丸需要准备的原料有:鲜白菊花20克,玫瑰花20克,草鱼肉200克,黑木耳30克,鸡蛋5个。

菊花性情高雅,老百姓沾了菊花不少光,菊花不仅可以让我们饱眼福,而且还可以饱口福。因为菊花可以炒、可以烩、可以凉拌、可以做羹,而且还可以泡酒泡茶,制成清凉饮料。

周文泉: 菊花不仅是集百福于一身,而且也是集精华于一身,它是性甘凉的药物,含有很多挥发油类。治疗高血压、冠心病、高脂血症,菊花常常是辅助治疗的药,《神农本草经》里说菊花"久服利血气,轻身耐老延年",是个好东西。

食用菊花的历史在中国可以追溯到汉朝,汉代的《西京杂记》中就有这样的记载:"九月九配茱萸,食蓬饵,饮菊花酒令人长寿。"后来《本草纲目》和《中华药典》等书籍中对菊花的药用功效有了更加详尽的说明:菊花能够清热降火、疏肝明

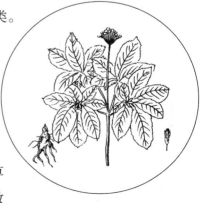

三七
【功效】止血,散瘀,消肿,定痛。

目、解毒凉血,所以平实而高洁的菊花更深受百姓的青睐。

食用菊花,主要选用新鲜的菊花、花瓣和嫩叶,比如说最简单的办法,把花瓣清洗之后,用开水烫一下,再配上佐料就是可口的凉拌菊花。另外还有炒制的菊花菜肴、煮制的菊花火锅以及菊花馅饺子、包子、锅贴等,这些都让人爱不释口。酒足饭饱之后,再品一杯清新淡雅的菊花茶,真可谓"菊花如有士,过时有余香"。

木耳菊花鱼丸,光看它的颜色就非常丰富,很漂亮,白的有菊花,黑的有木耳。说到这个木耳,现代营养学家称赞其为素中之荤,就是说其营养价值可以与动物性食物相媲美。

周文泉:是的,木耳也是非常好的补血食品,它的含铁量是芹菜的20倍,是猪肝的7倍,同时它还含钙,钙的含量是鲫鱼的七倍。它可以防止冠心病、动脉硬化、脑血管病等。

这道药膳应该说是一个可以预防和治疗冠心病的食疗方。

周文泉:这两个药配在一起有滋阴养血、活血祛瘀、通经活络的作用,所以对于预防和治疗冠心病都有一定的效果。

这道药膳的具体做法是先将草鱼去刺、去骨、去皮后剁碎,把黑木耳、菊花、玫瑰花都切成碎末,然后跟切碎的鱼肉一起和匀,剁成泥状,剁好之后放入盆中,加入一个蛋清,少许香油、盐、胡椒粉和鸡精,随即顺着一个方向搅拌均匀,把搅拌好的料做成小丸,接着再把剩下的鸡蛋取出蛋清,用筷子使劲搅拌成稠沫状,浇在鱼丸上。上锅用旺火蒸五六分钟,这时再准备一只盘子,摆上玫瑰花瓣,待鱼丸蒸好后,将鱼丸摆放在盘子中央,再取锅用鸡汤调制好淀粉汁,均匀地浇在鱼丸上,这道木耳菊花鱼丸就做好了。

这道菜不仅好吃,而且还能够预防和治疗冠心病。给您的餐桌加道菜,也算是送给老年朋友们的一份礼物。

(唐　莹)

天 麻 脑 花

天麻脑花可以补脑祛风

　　这道药膳,对于脑梗也就是卒中(中风)的患者有一定辅助治疗作用,就是天麻脑花,下面先一起看一看需要准备哪些原料。

　　制作天麻脑花需要准备的原料有:猪脑1副,天麻10克,花椒适量,葱姜少许。

　　天麻是与人参媲美的一种药材,那么它是对哪一种病比较有疗效?

　　高普(中国药膳研究会副会长): 天麻主要能够滋阴息风,能治中风。中风,它是中医一个非常形象的比喻,就是得了中风的人会突然晕倒,就像大风吹过,把树刮倒了一样。所以,得了中风以后有半身不遂、口眼㖞斜、口中流涎、语言蹇涩等后遗症,用天麻治疗非常管用。天麻也叫定风草,从医学上看,它能息风,能把风定住。

　　天麻是一种具有神秘色彩的植物,它没有绿叶,不能进行光合作用,平时在地面上很难发现,因为只有它的根块成熟时才冒出一根黄红色的茎秆,这根单一的独苗"有风不动,无风自摇",所以天麻又被称作"定风草"。

　　相传在古代的时候,有父子俩,父亲有比较严重的头晕症状,有一天儿子上山去砍柴,砍柴的时候就听到树上有斑鸠的叫声,于是他爬上树抓了两只斑鸠,没想到这个时候突然狂风四起,飞沙蔽日,这孩子发现有一根草纹丝不动,他觉得特别奇怪,然后就去挖了几根这种草,挖着挖着发现底下有一个很大的根茎,他就一起拿回家,和斑鸠放在一起炖了以后,给父亲喝汤,没想到父亲喝了这个汤以后,头晕的症状马上就缓解了。儿子觉得很奇怪啊，于是就照这个样子，又给他父亲做了两次，没想到吃完以后，父亲头晕的症状就痊愈了。这个孩子当时不知道，他挖的这个草实际上就是定风草，也就是天麻。

高普：这个定风草，它治的病都是和风有关，比如说它能治中风。高血压的头晕眼胀，行动不稳，它也能治疗，还有内耳的眩晕症，天旋地转，这些都和风有关。另外小儿的急、慢惊风，就是小孩在外感高热，高热达39～41摄氏度以后，发生抽搐，中医管它叫惊风。急惊风就是急性发作，慢慢时间长了，就成了慢惊风，天麻对于小儿的急、慢惊风非常有作用。另外还有一种风，就是风寒湿那种风，风寒湿引起的关节疼痛，用天麻配合千年健、地龙、防风，也能够治疗。定风草所治的病都和风有关。

制作天麻炖脑花首先将新鲜的猪脑轻轻地去掉筋膜，放在盘中待用。然后在锅中倒入清水，将猪脑放进去煮，这时需要加一点料酒、少许盐，这样有助于去除异味。煮开后捞出猪脑，放入事先准备好的盛有清水的砂锅中，然后放入姜片、天麻片、花椒、大葱段，接着上火煮，煮开之后把浮沫撇掉，换小火接着煮，煮10分钟左右，再放一点盐、味精和胡椒粉，这道天麻脑花就做好了。

天麻脑花可以补脑祛风。天麻炖脑花，有以形补形的意思，就是人们俗话说的，吃哪儿补哪儿。

高普：中医说以形补形，以脏补脏。吃肾补肾，吃心补心；脑也是，吃脑补脑嘛，因为脑里髓质好。脑由脑髓组成，含钙、磷、铁比较多，除了补脑、补肾以外，它还可以补血，尤其是缺铁性贫血。缺铁性贫血中医称血虚，血虚引起神经衰弱，用猪脑效果非常好，但也不是人人都可以吃的，因为所有动物的内脏里，脑的胆固醇最高，而猪脑比别的脑胆固醇更高，所以血脂高、胆固醇高的患者容易引起冠心病、高脂血症，还是少吃为佳。

（唐　莹）

杏仁萝卜猪肺汤

关键词

杏仁萝卜猪肺汤可以止咳化痰,消积化食

11月7日,是中国传统二十四节气中的立冬。从这一天开始,天气也越来越冷了,民间有一个习俗叫立冬补冬。

程海英(首都医科大学附属北京中医医院主任医师):冬季天寒地冻,阳气闭藏,气温变化迅速,当较强冷空气到来的时候,老年人、儿童和平时体质较差的人,身体还不能及时适应气候的变化,容易导致疾病的发生,比如感冒、咳嗽、气管炎等。所以如果在冬季能够适当吃一些温补的食物,通过饮食达到保暖、祛寒的作用,就能够提高机体抗寒的能力。

给大家推荐一道适合冬季进补的药膳,名字叫杏仁萝卜猪肺汤。原料为:猪肺250克,白萝卜20克,杏仁9克,葱、姜适量。先将萝卜切块放入盘中待用,再把香菜切成小段准备好,然后将花椒、香叶、大料、豆蔻装进缝好的纱布袋里系好,这样这道药膳的准备工作就做好了。

我们先来了解一下这些原料的功效。萝卜大家常吃,它有很多种类,红心萝卜、小红萝卜、白萝卜等,这里特别强调要用白萝卜。

程海英:除胡萝卜有补脾的作用以外,其他的萝卜都有不同程度的润肺止咳化痰功效,选用白萝卜的原因有两方面:第一,煲汤习惯用白萝卜;第二,冬季感冒咳嗽的患者比较多,白萝卜和其他几种萝卜相比较,润肺止咳化痰的功效更强一些,所以我们就用白萝卜。

在南朝陶弘景的《名医别录》中就有关于萝卜入药的记载:萝卜性属凉、味辛甘,有消积化痰、理气和中的功效,一般适合痰多咳嗽、积食胀满的患者食用。

记得曾经看到过一篇报道,里面说到萝卜还有减肥、降血脂的功效。

程海英:因为萝卜有行气的作用,从这个角度来说,可能有减肥降脂的功效。

杏仁萝卜猪肺汤还适合那些身体偏胖的朋友食用,下面就介绍这道药膳的具体做法。

杏仁萝卜猪肺汤的具体做法是先将猪肺块放入温水中并加入适量的料酒,用大火煮开,待水开后将猪肺捞出放入清水中洗净,这样做可以去掉猪肺的浮沫和血腥味儿。再将洗净的猪肺和备好的萝卜、葱段、姜块,还有大料包一起放入盛有温水的砂锅中,加入适量的盐,用大火煮,待水开后放入杏仁,盖上锅盖改用小火炖,20分钟后再加入适量的白胡椒粉和鸡精粉,最后撒上香菜段。这样,这道杏仁萝卜猪肺汤就可以食用了。

程海英:中医学当中有一种说法叫作"取类比像",比如大家都特别熟悉的核桃,很多老百姓都知道多吃核桃有补脑的作用,就是核桃仁的这个形状跟我们人脑的形状非常相似。李时珍的《本草纲目》当中记载猪肺能够"疗肺虚咳嗽,嗽血",在另外一本中药书籍《本草图经》当中也记载猪肺有补肺的作用。所以如果把猪肺和我们刚才谈到的杏仁、萝卜配伍起来做一道药膳,对呼吸系统比较弱的朋友还是有益的。

程海英:一般来说对那些平时有慢性气管炎、哮喘或者经常感到胸腹胀满、气机不调的朋友比较适合,还有就是消化不良的朋友,如果能够经常喝这道汤,也能够收到比较好的药用效果。

杏仁萝卜猪肺汤有止咳化痰,消积化食的功用。在寒冷的冬日,如果能喝上一碗这样的汤,既能够驱风寒又能强身壮体,您不妨也试试。

（李　新）

归芪乌鸡汤

关键词

　　中国的传统养生十分注重"天时""地利""人和"，还特别注意节气和饮食的合理搭配

　　程海英（首都医科大学附属北京中医医院主任医师）：中国的传统养生十分注重"天时""地利""人和"，还特别注意节气和饮食的合理搭配。到了冬季就应该补肾脏，因为中医基础理论当中的一个重要组成部分是五行学说，根据五行学说，一年分为春、夏、长夏、秋、冬，等于分了五季，与它相配的五脏分别是肝、心、脾、肺和肾。如果从颜色来说，黑色入肾，在冬季如果能够吃一些像乌鸡、甲鱼、墨斗鱼或者是黑米、黑豆、紫菜这些黑色食品，应该说对补肾脏都是非常有意义的。

　　归芪乌鸡汤需要准备的原料有：乌鸡1只，当归10克，黄芪20克，香菇30克，葱、姜适量。首先把姜拍松，香菇用刀片开，放在盘子里备用，这道药膳的准备工作就做好了。

　　程海英：在药用方面，乌鸡具有滋补肝肾、益气补血、调经止带等多种功效。现代医学认为乌鸡富含维生素、微量元素，含有多种蛋白质、氨基酸等，100克乌鸡所含的氨基酸是普通鸡的25倍，含铁元素是普通鸡的45倍。所以单独用乌鸡进补也可以，跟一些药物配合起来做成药膳也可以。

　　这道药膳里有一味中药"当归"。在草药中，当归属多年生草本植物，药用主要是取植物当归的根。一般来说，当归生长2年左右才能采挖，挖出后要除去须根上的泥沙，待水分蒸发后，慢慢熏干才可以入药。

　　李时珍在《本草纲目》中说到"当归调血，为女人要药"，当归这味药材是

治疗妇科疾病的一种常用药。

程海英：当归性温，能够补血还能够活血调血，在临床上用当归治疗血虚症，比如面色萎黄、失眠、健忘、乏力、体力弱、肢体软弱无力等病症。当归有个特点，它既能够活血化瘀，也能够补血生新。所以这个药是其他的活血药或者补血药所不能代替的，它是作用比较独到的一味药。

归芪乌鸡汤的具体做法是先将乌鸡洗净去除内脏和爪，然后放进温水中，加入料酒用大火煮，待锅开后捞出乌鸡，放进清水里洗去浮沫，这样做为的是焯去血腥味儿。接下来把焯过的乌鸡放入有温水的砂锅里，再将准备好的葱、姜、香菇以及当归、黄芪一起放入锅中，加入适量的盐，盖上锅盖用大火煮，待锅开后再改用小火炖，1个小时后开盖儿加入适量的白胡椒粉和鸡精粉，这样这道归芪乌鸡汤就可以食用了。

制作这道药膳的时候，一定要先用大火煮开了以后再改用小火，小火要煮1个小时以上，这样才能够让药材的功效进入汤中，才能够达到理想的滋补效果。

程海英：这道汤最适合气血两虚的人，因为黄芪是补气的药，当归是补血的药，所以气血两虚的患者喝这道汤最为合适，像大病初愈者、产妇或者失血的患者都可以服用。

内热比较盛或者湿热比较重的人就不太适合喝这道汤；还有青春期痤疮比较厉害，或者正好赶上胃火上炎牙疼，或大便干燥；冬季容易感冒，感冒以后发烧、咽喉肿痛，这些患者就不能喝这道汤，因为怕加重内热，反倒使疾病发生变化。

归芪乌鸡汤可以气血双补，滋补肝肾。

天冷以后人容易胃口大开，吃多了就容易发胖，发胖了以后健康就容易亮起红灯，尤其是晚餐千万不要吃得过饱，另外晚餐时间也不要过晚，这样会对健康造成危害。

（陶　娅）

山药大枣粥

中国自古以来把很多药膳做成粥来调补身体。

高普（中国药膳研究会副会长）：粥在古代就是羹，《周书》里记载："皇帝，做谷为羹"，也就是做谷为粥的意思。粥的种类很多，药膳方面的粥有300多种，最常见的有绿豆粥、赤小豆粥，绿豆粥可清热解暑，赤小豆粥可消水利肿，所以用处是很广泛的。

今天就给大家介绍一道适合冬季食用的药膳粥，名字叫山药大枣粥，下面我们一起看一看需要准备哪些原料。

山药大枣粥需要准备的原料有：山药粉30克，大枣30克，江米250克。

首先将干山药切碎，然后将浸泡好的红枣去核，洗干净后备用，再把江米浸泡20分钟左右，这样粥的口感会更好。这道药膳的准备工作就完成了。

这道山药大枣粥所需要的原料都是我们平时常吃的，也非常容易买到，下面我们先一起来了解一下这些原料的功效。

山药为薯蓣科植物，中国各地均有野生或栽培。由于山药内含有氨基酸、维生素C等多种营养素，并且具有健脾、补肺和固肾的功效，所以在中国家庭的餐桌上经常可以看到山药的身影。

说到山药的药用价值，我记得好像还有一个传说。相传在古代汤阴农村有一对夫妇，媳妇总盼着婆婆早亡，于是每天给婆婆吃的饭很简单，就是一碗稀粥，结果一段时间以后这个婆婆浑身无力，卧床不起。这件事让村里的一位老中医知道了，这个老中医将计就计。有一日他把这对夫妇叫来，给了他们一种药粉，让他们把这个药粉和在粥里给婆婆吃，保管她百日以后就死。小两口把这个药粉拿回去以后就照这个方法做了，和在粥里天天给她婆婆吃，结果没想到10日以后婆婆就能起床活动了，百日以后婆婆身体养得白白胖胖的，后来这个婆婆逢人就夸媳妇对她好，再加上老中医的一番教导，这一对夫妇变成了一对孝子。这个老中医用的就是山药磨成的粉。

高普：这个山药是益气健脾的药，能益气力。另外脾主四肢，能够长肌肉，也能消除疲劳、强健身体，所以这个老人家很快就恢复了。从营养学角度，山药含有大量的蛋白质、氨基酸、淀粉、糖，所以它的营养价值是非常高的，经常吃点山药，对脾胃虚弱的人特别有好处。山药大枣粥尤其适合老年人食用。

山药大枣粥的具体做法是，首先把浸泡过的江米用旺火煮开，然后再用文火熬15分钟左右，由于江米容易黏稠，所以水一定要多放一些。在江米八成熟的时候放入红枣，然后再将山药粉放入锅中，搅拌均匀以后继续熬煮15分钟。

我们再来说一说山药大枣粥的另外一个配料大枣。据宋代孙光宪《北梦琐言》记载，说有一位年过半百的女人，依然亭亭玉立，面容靓丽如妙龄少女，后来就有人问她有什么防老之术，她就说了这么一句话："无他术，一日三颗枣而已。"由此在民间就流传一个谚语："一日吃三枣，一生不显老"。

高普：大枣这味药是非常好的，古代记载它是五果之一，枣越大越好，越大营养越丰富。《本草纲目》记载它能健脾气、平胃气，助十二经络，还能补血安神，调和诸药，有解毒的作用。近代医学研究证明，大枣含有多种人体所需要的维生素、氨基酸，但整体看来含铁比较高，补血效果很好。所以经常食用一些大枣，对人体多有益处。

吃惯了大鱼大肉，还真是应该吃一些朴实的薄粥，它适合各种年龄、

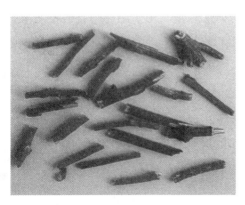

桂枝
【功效】发汗解肌，温经通阳。

各种体质的人食用。一碗热粥、两碟小菜，平常到了极点，但是对每个家庭来说又都有着永远解不开的温暖情节，而且这个粥还是健康长寿的上佳选择。

（赵　燕）

杏　仁　乳

关键词

杏仁乳的功效是调理肺气，滋阴养胃

杏仁有五大流行吃法。一种是在日本青少年中比较流行的，就是把沙丁鱼干和杏仁混着吃，说它富含蛋白质和钙质，有利于成长；第二种是很多的素食者会把杏仁当作零食或者做成菜肴，说它富含植物蛋白；第三种是运动员把杏仁当作运动食品来吃，说它有高热量；第四种是来自医生的选择，医生认为杏仁对心脑血管有好处；第五种是很多减肥的人会选择杏仁作为零食，因为他们认为吃杏仁不会发胖。

高普（中国药膳研究会副会长）：这个杏仁是很好的，它能调理肺气，比如它能补肺气，运动员吃了，肺活量增大，速度和体力增强。中医讲肺主气，肺主全身之气，就是说杏仁能调理肺气。

给大家介绍的也是一种关于杏仁的吃法，名字叫杏仁乳。

制作杏仁乳需要准备的原料有：杏仁500克，山药500克，牛奶2 000克，蜂蜜300克。待山药洗净、切碎、研成粉后，杏仁乳的准备工作就完成了。在这里要说明的是，由于杏仁乳制作的方法是将山药研成粉，所以使用从药店里购买的淮山药制作起来更方便些。

高普：为什么给大家介绍杏仁乳这道药膳呢？因为杏仁入肺经，肺主肺气,司呼吸,这个在《黄帝内经》中有记载,肺主一身之气嘛。肺气能肃降的话,就不咳不喘,肺气一失肃降就咳喘。冬天气候干燥,容易引起肺气不能肃降,就是肺功能不能正常运行,引起咳嗽、喘促。杏仁能调节肺气,主肃降,治疗咳喘、痰饮等疾病都比较好。

这样说来尤其是在冬季喝杏仁乳确实是有补肺气的功效,对身体有益。其实在周围有很多的朋友非常喜欢吃杏仁,从养生的角度来讲,杏仁也确实具有延年益寿的功效。

高普:据说古代在四川有一个老人活到800岁,叫李八百。他经常服用杏仁,每日都在服,杏仁补肺气主肃降,可以预防和治疗一些疾病,能延缓衰老、增强健康。

一个报道说喜马拉雅山麓的洪扎族和太平洋的斐济人常年坚持吃杏仁,被人们称为不生病的民族,由此可见杏仁的药用功效了。这个杏仁乳到底应该怎么做呢?

首先将准备好的杏仁放入锅中煸炒,炒出香味以后切成碎末。这样杏仁粉和山药粉就都准备好了。这时将鲜牛奶倒入锅中煮开,再将杏仁粉和山药粉倒进牛奶中调匀,然后再上火煮,待锅开后加入蜂蜜,这样这道杏仁乳就可以食用了。这个杏仁乳中有大量的牛奶,牛奶的钙含量很高,把杏仁、山药和牛奶三者放在一起,会有什么更好的功效呢?

高普:这也涉及中医的配伍问题了。刚才谈到杏仁能够调理肺气,主肃降,这样就能预防治疗较多疾病。山药本身滋阴健脾、平胃气,所以对身体虚弱的人也特别有好处。大家都知道牛奶是滋阴、养胃、补血的,它们合在一起,作用就非常广泛。

杏仁乳的功效是调理肺气,滋阴养胃。也是一道非常不错的甜品,冬季可以在餐后食用。

这道杏仁乳做好后吃法是这样的:把做好的杏仁乳放在一个容器里,盖严之后放在冰箱冷藏室保存就可以了。每次吃的时候取出30毫升,也就是一小杯,加入开水后饮用,早晚各一次。这正像养生学家所说的那样,吃药膳贵在坚持,只要吃了以后觉得好,坚持数年是大有益处的。

(赵　燕)

二　乌　汤

高普:我对广东印象最深的是药膳。无论是汤煲、粥、菜肴、主食,都会加入药材,广东人非常讲究营养,尤其这个汤煲,非常讲究,而且还是对症治疗的。

这里要给大家介绍的药膳也是一道汤,而且非常适合冬季喝,这道汤就是二乌汤。制作二乌汤需要准备的原料有:乌骨鸡1只,制何首乌100克,调料适量。首先把从药店买来的制何首乌切成细丝,用水浸泡备用,接下来把宰杀后的乌骨鸡去掉内脏,放在开水里焯一下。这样这道二乌汤的准备工作基本就完成了。

这道药膳里有一个主药就是何首乌。何首乌这个名字就很有意思,它是怎么来的呢?

高普:这个何首乌是用一个人的名字起的。很久以前一个采药的老人天天到山里采药,一去就十天半个月,带的干粮慢慢吃完了,他就吃些野果树皮来充饥,后来就挖一些根块吃。有一天他找到一个比较大的根块,就是何首乌,吃起来比较甜,而且吃后觉得全身有力气,以后就经常挖这个吃,逐渐脸色也好了,头发也黑了,于是管这个药叫首乌,他姓何所以叫何首乌。这是非常好的一味药。

高普:另外它能养精气,肾生精、精生髓、髓上充于脑,如果髓又充于骨,可以使筋骨强健,而且使头脑聪明,达到益寿延年的作用。近代研究认为何首乌降血脂效果很好,我们常常用它来配山楂、桑叶、荷叶,有去脂的效果。

二乌汤适合那些有高血脂的朋友来喝,下面我们看一看二乌汤到底应该怎么做。

首先将已经切成细丝的制何首乌填入鸡腹,然后缝合好放入砂锅中,加上少许的盐,再加入10克料酒,加料酒不仅可以使鸡肉鲜美可口,而且还可以去掉乌骨鸡的腥味。待鸡肉炖烂以后去掉药渣,这样这道二乌汤就做好了。

这道药膳里用的是制何首乌,什么是制何首乌呢?

高普:中医药有炮制,这个制法也不同,像制甘草、制麻黄。制何首乌主要是用黑大豆搅拌,搅拌以后蒸完了晒,晒完了再蒸,九蒸九晒,最后制成何首乌。

乌骨鸡中江西太和县的竹丝鸡是最有名的,被称为乌鸡白凤,而中成药乌鸡白凤丸,对女性很有益,能够滋阴养血。

高普:在古代,乌鸡一般以雄性的为好,乌骨鸡的骨头都是黑色的,主要作用是滋阴养血,滋阴嘛,男同志以气为主,女同志以阴血为主,所以滋阴也能够补血。

这个汤是制何首乌和乌骨鸡,所以叫二乌汤。关于二乌汤有一首诗:"冬季严寒冷难当,宜吃何首二乌汤,风寒时节吃最好,包你一冬暖洋洋。"

（唐　莹）

参 芪 牛 肉

关|**键**|**词**

参芪牛肉可以补气益血,养心安神

天气冷了,周围感冒的人特别多,为什么在这个季节有这么多的人容易患感冒呢?

金世元（中药学家）：这是深冬季节，也就是极其严寒的时候，一些体质虚弱、年老的人，或者是体虚、卫表不固的人更容易感冒。

下面这道药膳具有固表的作用，叫参芪牛肉。制作参芪牛肉需要准备的原料有：牛肉500克，党参15克，黄芪15克，红枣20克，香菇25克，冬笋25克，葱、姜适量。

这些原料都有哪些功效呢？先来说说黄芪。

金世元：黄芪是一味常用的补气药，药性是非常平和的，为什么要叫黄芪呢？历史上有解释，黄芪不是现在一个草字头一个姓氏的氏字，原名叫这个黄芪的"芪"是"耆"。

金世元：李时珍曾经有解释，他说耆者长也，黄芪为补药之长，其色黄，故名黄芪。所谓补药之长，就不同于其他补药，例如人参。人参也是补气，但比较温燥，有的时候人吃着不舒服，会出现胸闷等不良反应，而黄芪是补而不燥，药性平和，所以说黄芪在临床上应用广泛。

实际上黄芪还有一个别名，这个别名是出现在唐代诗人王维的一首诗中，这首诗叫《送别》，里面有两句是"明年春草绿，王孙归不归"。这个"王孙"指的并不是人，而是黄芪的另外一个别名。

金世元：对了。黄芪还有补中气的作用，气短乏力、气虚下陷、内脏脱垂，比如胃下垂、子宫下垂甚或脱肛，黄芪都有作用。黄芪既行内又行外，外还能固表止汗，意思就是能补卫气，抑制和调节汗孔的开合。中医就有一个药方叫玉屏风散，专门治疗虚人感冒，其中以黄芪为主，又配以防风和白术，这是历史名方，所以黄芪既是个平和药也是个特效药，在中医界有"十药九芪"的说法，可见黄芪是用量最大的中药之一。黄芪除了具有补气健脾、利尿消肿的作用之外，最新研究发现，它对癌症的治疗也有着特殊效能。

金世元：黄芪可以炖鸡、炖肉、泡茶，不能整吃黄芪，必须将其煎熬或者浸泡，然后喝它的水。黄芪是一种植物药，黄芪的来源在药典中规定，只能用豆科植物膜荚黄芪和蒙古黄芪，这两种均用的是根。还有用黄芪和菊花一起喝的。黄芪是甜味的,而且是豆科植物,多少有一点豆腥味。如果感冒了出现发烧,并且无汗,就别用黄芪,外邪排不出去,容易造成闭门留寇,黄芪固表止汗,这时不应该用黄芪。

有感冒发热症状的话,那就最好先不要吃这道参芪牛肉。

参芪牛肉的制作方法是首先将党参、黄芪放入砂锅中用水煎煮,再将牛肉去筋切成片,香菇、冬笋也切成片,接下来在牛肉中加入适量的盐、胡椒粉和料酒,让牛肉稍稍腌制一会,然后取一个大碗,把牛肉片一层层码在碗里,在上面摆满香菇片、冬笋片和红枣,最后放入姜葱。把熬好的党参和黄芪的浓汁盛出来,加入盐,调匀之后倒在码好菜的大碗里,上火蒸,大约蒸10分钟。10分钟之后滤出汤汁,取出一个大碗把蒸好的参芪牛肉翻扣过来,这道菜就大功告成了。

这道参芪牛肉里面,党参益气,黄芪固表,大枣是活维生素丸,可见参芪牛肉的功效了,冬季进补,能够益气补肺、养心安神,还能强身健体。

(唐 莹)

三鲜萝卜卷

关键词

三鲜萝卜卷的功效有健胃消食,补中安脏

俗话说萝卜熟医生哭;萝卜上了街,药铺招牌取;冬吃萝卜夏吃姜,不劳医生开药方,等等。这说明冬天一定要吃萝卜。

金世元(中药学家): 李时珍说萝卜"生吃能上气,熟吃能下气",上气也就是我们经常说的吃萝卜打嗝。

金世元: 萝卜有健胃消食的作用,吃东西过多了,特别是面食,吃完以后消化不了,胃里堵得慌,吃点萝卜,很快就顺了。萝卜不但滋补,还有治疗作用。

给大家推荐一种萝卜的吃法——三鲜萝卜卷。

制作三鲜萝卜卷需要准备的原料有:白萝卜1个,猪肉馅400克,冬笋150克,香菇100克,红辣椒100克,葱、姜适量。

"扬州八怪"之一的郑板桥先生曾经有过一个养生保健联:"青菜萝卜糙米饭,瓦壶天水菊花茶"。郑老先生是很高寿的,而且他非常注重养生,精通养生之道,他的高寿可能就与"萝卜就茶"有一定的关系。

金世元: 有这么一个谚语:吃萝卜就热茶,气得大夫满街爬。就热茶是什么意思呢,一般来讲,能够促使萝卜行气作用发挥更快。实际上萝卜和茶互相之间有促进作用。

萝卜冬天夏天都可以吃,冬季吃萝卜有什么特殊作用呢?

金世元: 冬天气候干燥,天气寒冷,人们不爱出门,待在屋里容易出现燥热、上火、口干舌燥、咳嗽。萝卜主要有生津液、降气消痰的作用,还能治疗咳嗽,人吃了以后可通气、润燥,所以冬季吃萝卜,确实对人身体有很大好处。

三鲜萝卜卷到底该怎么做呢? 首先把冬笋切成小丁,再把香菇、红辣椒、小葱、生姜也都切成小细丁。将切好的这些小细丁都放入猪肉馅中,再加入精盐、味精、胡椒粉和适量的熟油,一起搅拌均匀。然后把白萝卜切成薄片,切得越薄越好,将切好的萝卜片放进开水中焯一下,然后再在凉水中过一次,这样在用萝卜片卷馅的时候不容易破。把调好的三鲜肉馅卷在萝卜片里,然后上锅蒸,用大火蒸七八分钟就可以了。最后在萝卜卷上撒上红辣椒丝、姜丝、葱丝,再浇点热油,炝出香味,这样这道三鲜萝卜卷就做好了。

三七草

【功效】活血,止血,解毒。

111

下面再来说说香菇。据说明太祖朱元璋建都南京的时候正好遇到旱灾，当时他就戒荤食素，然后祈求老天爷降雨，但是他吃惯了大鱼大肉，面对满桌子的素菜，一点食欲都没有。这时候国师刘伯温就想了一个妙计，给他用香菇烹了一道菜，结果朱元璋闻到香菇的香味以后，顿时食欲大振，于是命令宫中以后就要用香菇来做菜，由此香菇的身价也长了百倍。所以香菇应该说也是一个珍品了。

金世元：是有这样的记载。香菇是食品也是药品，它含有多糖物质。这个多糖物质，我们管其叫香菇多糖，香菇多糖对于肿瘤患者有辅助治疗作用。自古以来有记载，香菇益气力、肥健人，它能使人身体康健。

三鲜萝卜卷里面都是一些健康食品。三鲜萝卜卷的功效为健胃消食、补中安脏。萝卜、冬笋、香菇、红辣椒，这么一道色香味俱全、营养丰富又能够对健康有益的食品，想拒绝都不容易。

（唐　莹）

杜仲核桃煲猪腰

关键词

杜仲核桃煲猪腰有补养肝肾、健筋强骨的功效

俗话说三九补一冬，来年无病痛。可见中国人很讲究冬补，也就是一年之补在于冬。冬季要进补，应该怎么补，可能很多人还不是很清楚。

李峰（北京中医药大学教授）：冬季食疗进补的话，必须要注意两点。第一，食疗过程中，一定要注意温度，不要吃太凉的食品如寒凉的冷饮，要吃温的或者热的食品；不要吃那种太寒凉的比如黄瓜、苦瓜。第二，一定要藏，就是补要补进去。要吃补的、偏固涩的食品，比如核桃、羊肉。

冬天进补的时候一定要注意藏，现在有针对性地介绍一道适合中老年朋友调养保健的药膳。

李峰：冬天很多中老年朋友会觉得腰酸背痛，因为天冷了嘛，那么为了顺应冬天的规律，介绍这样一道药膳，既能补肾，又能强筋壮骨，还能助阳，使老年朋友不觉得太冷。这道药膳的名字叫杜仲核桃煲猪腰。

制作杜仲核桃煲猪腰需要准备的原料有：猪腰1副，杜仲30克，核桃20克。首先把杜仲放入锅中，加一点盐水用微火炒干，然后把炒好的杜仲倒入砂锅中，再加入一些清水，用大火煨煮，接着把猪腰里面的腰腺去掉，撒点盐，撕去外膜，这样这道药膳的准备工作就做好了。

这道药膳中的杜仲是中国一种独有的"活化石"植物。

李峰：我记得有一篇文章叫《天佑中华有中医》，它提到中医不只医术高，而且中国大地上还有特别适合于中医使用的药材，杜仲就是其中一味。

杜仲是古老的树种，是中国特有的"活化石"。药用具有补肝肾、强筋骨、安胎、降压等功效。由于药用价值高，且用途广，杜仲又被人们誉为"植物黄金"。

我知道有一个传说是这样的：古时候，四川峨眉山一带的人患了一种病，症状主要就是腰膝酸痛、疲乏无力、行走困难。村里有一个叫杜仲的小伙子看到这种情况很着急，于是就翻山越岭历经艰辛，去找能够治疗这种病的药材。后来他找到了一种丝连木的树皮，他把这个药材拿回来之后，就让乡亲们把丝连木的树皮放在水中煮，煮完了以后喝，结果大家病都好了，而这个小伙子却因为终日劳累，离开了人世。人们为了纪念他，就把这种丝连木的药材改名叫杜仲。

李峰：实际上中国使用杜仲作为药材已经很久了，现存最早的中药经典著作《神农本草经》就已经记载了，而且把杜仲列为上品，就是既能治病又能补肾的一个上品，它的功效主要是补肾、强腰肌、壮筋骨，甚至提到久服可以轻身延年。后世人们发现，杜仲作为保养品，还可以安胎。因为它的保健和治疗作用都很突出，而且不良反应小，使用很广泛。现代也做了大量的药理研究，发现杜仲有非常好的保健功效，而且超出了古人的记载。

李峰：比较突出有"六抗"和"三降"。"六抗"包括抗炎、抗菌、抗病毒、抗疲劳、抗衰老、抗肿瘤，非常适合作为一种保健品。现代人都害怕高血压、高血脂、高血糖，恰恰这个杜仲具有降糖、降脂和降血压的"三降"作用。

杜仲核桃煲猪腰的制作方法是首先把猪腰放进锅中和杜仲一起煮，然后加入少许的姜、葱，等到煮开后撇去浮沫，再把核桃仁放进去，加一点盐，这时改用文火煨，15分钟后捞出猪腰，将猪腰改刀切片，切好之后和核桃仁一起装盘，再浇上一点香油、酱油，加上香菜，这样这道杜仲核桃煲猪腰就做好了。

杜仲这种植物全身都是宝。中老年人长期走路容易出现足跟痛，或者特别累的时候容易出现足心疲劳难受，如果用杜仲木做成木底的拖鞋穿着，会对这种症状有很好的保健作用，宋代的《本草图经》里就有这样的记载。至于杜仲的树叶，它的药用价值和杜仲木非常接近。同样把杜仲叶撕开，它也有丝连着，而且从降压、降脂、降糖作用来说，杜仲树叶的作用要超过杜仲皮，所以很多人把杜仲树叶制成茶泡着喝。

杜仲核桃煲猪腰这道药膳已经做好了，具有补养肝肾、健筋强骨的功效。特别要给大家提出的是杜仲不仅能够补肾、治疗腰痛，而且还具有安胎的作用。许多孕妇怀孕的时候，都会有腰脊酸痛的感觉，这个时候如果用药的话，又怕伤了胎气，所以不妨吃这道杜仲核桃煲猪腰的药膳，它不仅可以治疗腰痛，还能够安胎，一举两得。

（唐　莹）

归地烧羊肉

关键词

归地烧羊肉可以益气补血，温中补虚，防病强身前两天看到一副对联，是古代一对恋人在分别的时候作的，上联是姑娘说的，放心走吧，"此去不论生地熟地，远志莫怕路千里"；下联是小伙子对的，挥泪去矣，"将来但闻藿香木香，桂圆时节早当归"，把好几味中药都写进去了。

李峰（北京中医药大学教授）：这里面有生地、熟地、远志、藿香、木香、桂圆和当归，共七味中药。这对恋人能把七味中药写入一副对联里，可能对中药非常熟悉，说不定还是开药铺的。

今天给大家介绍的这道药膳里面有两味中药，就是我们刚才提到七味中的两味，一味是生地，一味是当归，药膳的名字叫归地烧羊肉。

制作归地烧羊肉需要准备的原料有：羊肉500克，当归15克，生地15克，葱、姜适量。

有人说，饮食是我们舌尖上的典籍，也是在我们身边的典籍，真是没错。细细地想一想，在我们品味每一种食物每一种药物的时候，实际上就是在欣赏饮食的文化。

李峰：是的，中国的食文化确实博大精深，而且在很多环节上和中医药的文化有着千丝万缕的联系。这儿有一个老的谜面想请大家猜一下——故土知乡情——打两味中药。

它的谜底就是生地、熟地，解释起来就是说，出生的地方就是熟悉的地方。我要说生地、熟地，大家可能不太熟悉，但是提到地黄，很多朋友尤其中老年人一定不陌生。我们经常会吃甚至用到六味地黄丸、知柏地黄丸、金匮肾气丸，还有麦味地黄丸，都是跟地黄有关的。生地实际上就是玄参科植物地黄的根茎，在中医学里，这味中药味甘苦，性偏寒凉，我们一般什么时候用呢？热病，比如说上火了，口干舌燥，甚至是阴虚火旺、骨蒸潮热、吐血、衄血、胎动不安，这时候用。可是就是这样一味中药，如果经过我们炮制，主要是蒸制，它就会变成熟地。生地长于凉血，熟地偏于滋养肾阴，变成补肾阴的很好的中药，而我们刚才提到的六味地黄丸、知柏地黄丸，用的都是熟地。

和中药有关的谜语也挺多,前面说了一副对联,然后出了一个谜语,现在再给大家出一个谜语吧,这个谜面是:丈夫三年不回家,打一中药。

李峰:它的谜底是当归。提到当归这个药,实际上中医一直认为它是一个妇科圣药,李时珍就在他的书里提到,当归是女科要药,它的功效主要是补血活血、调经止痛。有的妇女面色萎黄,甚至心慌心悸、头晕、肢体麻木,治疗这些血虚的症状我们经常用当归。在张仲景的《金匮要略》里有一个类似的食疗方子,它在《金匮要略》第21篇,名字叫《妇人产后病脉正治》。这一篇里提到,妇人产后腹中痛,当归生姜羊肉汤主之,并治腹中寒疝、虚劳不足,这一条实际上就是我们今天这道药膳的一个原形,用的是当归生姜羊肉汤。当归用来补血;羊肉性温,益气、开胃,而且温阳,这两味药合起来以后,补益气血的作用非常强;再加上生地,它可以既补血又活血,而且寒凉可佐制这个药膳,让它不要太热了,就是一个非常好的补益气血的药膳,它不但适用于妇女产后的血虚和气虚,其实也适于很多中老年朋友,甚至年轻的女孩手脚凉、身体疲乏无力,包括胃寒疼痛,效果都是非常好的。

归地烧羊肉的具体做法是首先把当归、生地放进砂锅里煎煮,接着把羊肉切成肉片,用旺火烧油,将羊肉煸炒到八分熟,放入姜葱接着炒,接下来把炒好的羊肉片连汁一起倒入砂锅中,换小火炖半小时左右,然后放入一勺盐、一勺胡椒粉,再烧上半个小时,等到汤汁基本都收干的时候,就可以装盘了。这样这道香飘四溢的归地烧羊肉就做好了。

归地烧羊肉可以益气补血,温中补虚,防病强身。在寒冷的冬季,一家人围炉一坐,喝上一碗羊肉汤,再来一锅羊肉火锅,既能够驱寒暖心,还能补益身体。

（唐　莹）

枸杞海参鸽蛋汤

关键词

枸杞海参鸽蛋汤有补肾养肺,养心益智,补肝明目的药用功效

能够让人们在寒冷的冬季感受到温暖,饮食方面,大家首先想到的就是热气腾腾的汤。

程海英(首都医科大学附属北京中医医院医生):是的,汤的营养成分比较容易消化和吸收。有报道说,世界上最古老的食谱出现在2 700多年前的中国,这个食谱上记载了十几道汤,其中有一道沿用至今,就是鸽蛋汤。

程海英:鸽蛋汤有一个非常形象的比喻,叫作"银海挂金月"。另外,鸽蛋汤还有一个非常重要的功效——降血压。我们今天给大家介绍一道药膳叫作枸杞海参鸽蛋汤。

制作这道药膳的主要原料有:枸杞25克,海参25克,鸽子蛋12个,葱、姜适量。首先将海参切成条状,放在盘中待用,再分别把葱、姜切成碎末,这样这道药膳的准备工作就做好了。

原料里面,第一个就是枸杞,说到枸杞,大家都很熟悉了,在生活中经常会用,比如说用枸杞泡茶、用枸杞泡酒。

程海英:枸杞泡茶泡酒比较普遍,因为它容易被大多数人所接受,理由之一是它不像黄芪当归有浓烈的药味,所以大家比较容易接受。枸杞含有很多的营养元素,比如大家熟悉的维生素C,胡萝卜素的含量也比较高。

枸杞性平,味甜,主要产于中国宁夏等地区。它是多年生草本植物,枸杞的茎上开有淡紫色的花,其红色果实可以药用。据《本草纲目》记载,枸杞具有滋补肝肾、安神明目的功效,并且有延年益寿的作用。

程海英：古代医籍大多把枸杞作为治疗老年病的一个重要药物。枸杞本身有补肝肾、生精血的功效，现代的药理研究证明它有很多的功效，像降血糖、降血压，耐缺氧、抗疲劳等，其中降血压的作用是比较突出的。不像西药直接把血压给降下来，枸杞是通过补阴，达到阴阳平衡，间接达到治疗高血压病的作用，所以它的治疗应该说更合乎阴阳平衡的理念。

首先将鸽子蛋用干淀粉拌均匀，放入温油锅中炸成金黄色，盛入盘中，将炸鸽子蛋的油倒出一部分，在锅底留少量的底油煸炒准备好的葱姜末，待炒出香味以后，往锅中加入适量的水，然后把海参放入锅里，锅开后放入适量的盐、味精、白胡椒粉和少量的糖以及酱油，再把炸好的鸽蛋放进去，用大火煮20分钟。20分钟后将备好的枸杞放入锅中，这时将大火改为小火，炖10分钟左右。最后放入少量的水淀粉勾芡，撒上香菜末，这样这道药膳就可以食用了。

这道汤里面还有一个比较重要的原料就是海参，海参我们平时经常会吃，它是一种高蛋白低脂肪的食物。

程海英：海参的蛋白质含量很高，而它的胆固醇含量几乎为零。根据这个特点，对于高血压、冠心病、动脉硬化都有比较好的预防作用。因为这些病有一个共性，就是血中的胆固醇都比较高。另外，由于海参还有补肾滋阴、养颜乌发的作用，所以，它对抗衰老也有比较好的功效。

这三种原料放在一起做成的汤，最适合什么样的人群食用呢？

程海英：最适合于老年人。现在中年人压力比较大，中年人吃也比较好。三种原料配合在一起，主要发挥补肾润肺、养心益智、补肝明目的功效。

要补的话就要早补，从中年开始补起，到老年就能够见到补的效果了。什么样的人群少喝或者是不宜喝这道汤？

程海英：急性感冒、发高热时不是特别适合喝这道汤。从中医来讲这道药膳滋补的成分非常多，感冒一般属于外邪侵袭，中医有一个术语，说如果你过早用补的这些药品，就有闭门留寇之嫌，就是说把这个"坏蛋"关进门里了，实际上还在捣乱，这个时候最好不要用这道药膳。

这道枸杞海参鸽蛋汤如果摆在餐桌上的话,真的是色香味俱全,不仅好看,而且还有保健作用。

(李　新)

百合荸荠雪梨羹

关键词

百合荸荠雪梨羹有润肺清火,化痰止咳的功效

程海英(首都医科大学附属北京中医医院医生):要说羹类,最普通的、平时大家最喜欢的就是鸡蛋羹,特别是那些有老人、有小孩的家庭可能经常食用,而且它也比较好消化。现在很多的餐馆都准备了种类繁多的汤羹类食谱供大家来选用,看来喝汤羹类已经成为一种时尚了。

下面给大家介绍一道百合荸荠雪梨羹,这个名字给人一丝凉意。这道药膳需要准备的原料有:鲜百合20克,荸荠5个,雪梨1个,冰糖适量,将鲜百合一瓣一瓣地掰下来洗净,再将荸荠、雪梨分别去皮备用。

咱们先来说里面的鲜百合,其实说到百合我觉得首先是它的名字好听,而且有非常吉祥的象征意义,就是百年好合、百事合意等,很多人还会把百合作为礼品来赠送。

程海英:在江南,人们习惯把百合做成百合如意糕来款待客人。

百合也叫倒仙、玉手炉,百合的茎部由许多肉质扁圆形鳞片组成,一片片地紧紧抱在一起,因此得名百合。百合多产在中国南部地区,夏季开漏斗形花,有红、黄、白等多种颜色,它的肉质细腻,味道醇甜清香,有丰富的营养价值。

说到百合大家再熟悉不过了。百合有丰富的营养价值,但是它具体对

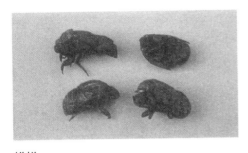

蝉蜕
【功效】散风除热，利咽，透疹，退翳，解痉。

人有哪些好处，可能了解的人还不是很多。

程海英：从药理方面来说，百合的突出作用表现在对呼吸系统疾病上，它可以耐缺氧，还有一定的抗过敏作用。因此，现在临床上都用它来治疗一些呼吸系统疾病中比较常见的如肺虚久咳、痰中带血、过敏性哮喘、过敏性支气管炎。

在秋燥的时候，包括像冬天比较干燥的时候，春天容易过敏的时节，多吃一些百合会有一定的辅助作用。

程海英：尤其对呼吸系统疾病有比较好的效果。

具体做法是首先将去皮的荸荠切成小丁，将雪梨切成一样的小丁，在锅里加入适量的水，放入冰糖，接着再把荸荠丁、雪梨丁和备好的百合一起放入锅中，用大火煮，待锅开后改用小火，煮20分钟，倒入盆中。这样，这道药膳就可以食用了。

这药膳看上去真的是晶莹剔透，口感也非常不错，并且有一种非常清爽的感觉。这里面还有一个东西，就是荸荠，我记得小时候如果妈妈觉得我有内热，就会买一些荸荠洗完削了皮让我吃，吃完以后觉得特别舒服。

程海英：在日常生活中，可以根据习惯生吃或熟吃。从中医来讲荸荠性属凉，有清火败火的作用，热病当中口渴痰多的时候用它会有一个比较好的疗效。

程海英：平时比较怕冷，脾胃有阳虚的人不要吃太多；另外，尽可能煮熟，这样可以缓解寒凉效果。

程海英：这道百合荸荠雪梨羹有润肺清火，化痰止咳的功效，最适合那些抵抗力比较差，容易感冒，感冒后主要出现咳嗽的患者。

程海英：这道药膳偏寒凉，平时阳虚的患者、脾胃特别怕受寒的患者要少吃或者不吃它,在量上应该控制一下,不要频繁吃。

假日期间,生活规律可能会被打乱,吃的东西比较杂,容易上火的,可以在餐后吃这道药膳,也算是甜点了。百合荸荠雪梨羹会让大家平衡饮食,不那么容易上火。

（李　新）

百合双耳鸡蛋羹

关|键|词

百合双耳鸡蛋羹可以养阴润肺,止咳降燥

初春时节,万物复苏,这个时候我们在饮食上应该做哪些调理来保养好我们的身体呢?

程海英（首都医科大学附属北京中医医院医生）：到了春天开始的时候,最常见的疾病就是心脑血管疾病,进入了高发的季节,因为这个时候温差变化大,老年人、心脑血管疾病患者大多数都有一个特点,即自身调节能力比较差,而且现在大家也都知道心脑血管疾病已经成为人类的第一杀手。一提到这个病,不管是中年人还是老年人都挺恐惧的,如果父母亲早年得这个病,就更紧张一些。所以大家保健意识非常强,都希望能在平时的生活中用一些秘方去预防心脑血管疾病。

如果我们在一日三餐上做足了文章,多融入一些保健的意识来调养身体,这是最长久且有效的。

程海英：我们在心脑血管疾病的预防当中就提出来,除了改变你的生活习惯以外,最需注重的是饮食的预防。今天给大家介绍的这道百合双耳鸡蛋羹就是具有预防心脑血管疾病的一道药膳。

这道药膳需要准备的主要原料有：鲜百合花2朵，黑木耳20克，银耳20克，鸡蛋4个，竹笋20克，菠菜20克。首先将百合花的花瓣掰下来，从中间断开，放入开水中焯一下捞出备用。再把竹笋切成薄片，菠菜切成段备用。然后把笋片、黑木耳和银耳一起放入开水中焯一下捞出备用。

这道药膳的料已经都备齐了，那我们先来说一说这个鲜百合花。我们平时吃的大都是百合的根茎，但是在这道药膳里特别强调要用鲜百合花两朵。

程海英：大家可能不知道鲜百合花除了观赏以外，还有一定的药用价值。鲜百合花买回来以后一定要注意用清水多泡一泡，因为在花卉种植过程中，肯定都会用一些农药，多泡一泡能够去掉残存的农药，这样有利于健康。

百合一般生长在潮热地区，在中国南方栽种较为广泛。由于百合的根茎是一片片紧紧地抱在一起，因此得名百合。百合的花朵在夏季盛开，有红、淡红、黄、白等多种颜色。清新脱俗的百合花，除了根部有一定的药用功效之外，花朵也具有润肺清火、安神醒脑的作用。

我们做这道药膳的第一个步骤就是要把买来的鲜百合花用清水浸泡。再将蛋清蛋黄分开放在两个碗中，分别搅拌蛋清和蛋黄。然后将蛋清倒在笊篱上慢慢地向开水锅中淋，再用笊篱捞出蛋清备用，这时候在锅里放入少许的油煸炒葱末，炒出葱香味之后，加入适量的水，然后将蛋清和焯好的笋片、黑木耳、银耳一起放进锅里煮，再放入少量的白胡椒粉以及适量的盐、味精，这时候要用大火，煮3分钟左右的时间。将蛋黄撒入开水里，煮3分钟左右，最后放入菠菜和焯好的百合，这样这道百合双耳鸡蛋羹就可以食用了。

这道药膳看上去颜色非常漂亮，黑白还有点粉红。这里面还有两个很主要的原料就是双耳，我们先来说说银耳。

程海英：大家都知道心脑血管病多发于老年人，老年人大部分都存在气虚阴虚的情况，尤其到了春天，气候比较干燥，更容易对阴气造成损伤，银耳这个药本身有养阴的作用，平时多吃能够养阴，可以帮助我们度过春天干燥的环境。

程海英：大家都知道黑木耳很好，黑五类食品对人体有益，黑木耳是保健食品，女同志常吃能够美容，老年人常吃能够防止动脉硬化。它是人体血液的清道夫，就感觉像一个清洁工一样，把人体血管内残余的垃圾都清掉了，现代研究资料也证明了这一点。

百合双耳鸡蛋羹可以养阴润肺，止咳降燥。

在这个初春的时节，尤其是家里有心脑血管患者的，或者生活在比较干燥地方的人，平时可以多做一下这道药膳，百合双耳鸡蛋羹对您的健康会有一定的帮助。

玫 瑰 恋 曲

关键词

玫瑰恋曲可以理气活血，温肺润肠，嫩肤养颜

下面这道药膳相信女性朋友会比较关注、比较喜欢，因为是一道美容的药膳。

金枚（首都医科大学附属北京中医医院主任医师）：美容的材料非常多，中药美容的原料也比较多，还有些化学合成的，有人说用海水里的黑泥做美容也很好。现在越来越多的人用鲜花来做美容，像玫瑰花就是一个很好的美容材料。

一些护肤品会从玫瑰花中提取一些嫩肤的元素，今天我们给大家推荐的这道药膳就是以玫瑰花为主料，它有一个非常好听、非常诗意的名字——玫瑰恋曲。

这道药膳需要准备的主要原料有：鲜玫瑰花5朵，核桃仁50克，猪五花肉500克，鸡蛋2个。首先将核桃仁在温油中炸酥，捞出备用，再把鸡蛋的蛋清和蛋黄分开备用，这样这道药膳的准备工作就完成了。

金枚：刚才我们提到玫瑰花有美容的功效，主要是因为玫瑰花里含有大量的维生素C、苹果酸、葡萄糖、蔗糖等等。大家都知道维生素C能够养颜护肤，使人青春焕发，玫瑰花当中就含有大量这样的物质，所以它是美容佳品。

玫瑰又叫徘徊花，原产于中国、朝鲜、日本等地，是蔷薇科的落叶灌木，有紫红、黄、白等多种颜色，一般每年春季开一次花。玫瑰花具有浓郁甜美的香气，是一些食品、化妆品的主要添加剂。

说到食用玫瑰花，应该说在中国宋代的时候好像就有了，那个时候用糖和玫瑰花瓣制成玫瑰花酱，或者做成糕点，还有大家刚才提到的用玫瑰来泡水饮用。玫瑰花除了有美容养颜功效之外，还有什么其他功效呢？

金枚：玫瑰花具有舒肝醒脾、开郁散瘀的作用。好多女性情绪非常不稳定，情绪变化较多，从医学角度讲肝郁气滞比较多。我们知道女性在正常生理当中要产生月经，所以血对女性来讲非常重要，玫瑰花本身有理气活血散瘀的作用，所以对女性来讲就更适合一些。

首先将猪肉切成薄片，抹上蛋清，再抹一层干淀粉，然后把炸好的核桃仁放在肉片上，卷成卷放在盘中。在锅中放入适量的油，等到油温后，在蛋清里放入少量的干淀粉拌成糊状，把卷好的肉卷蘸上蛋清糊之后放入油锅里用小火炸，边炸边用油浇在肉卷上，待肉卷炸成金黄色时捞出放在盘中。倒出余油，并在锅中留底油，然后放入适量的糖，待糖炒出黄色以后，把炸好的肉卷放进锅里掂炒，炒好后摆放在盘里，再将泡过的玫瑰花瓣切成细丝撒在肉卷上，这样这道玫瑰恋曲就可以食用了。

这个药膳里比较主要的原料就是核桃仁，用了50克的量。核桃仁有补脑、健脑的功效。

金枚：核桃仁还有美容养颜的功效，从现代研究看它含有大量的微量元素，比如说我们最常见的锌、镁、铬，这些都能够帮助人体补充微量元素，另外还有预防心脑血管帮助核糖再利用的作用，从我们中医来讲核桃仁本身有温肺润肠、补气补血的作用，尤其是润肠，比如说我们经常讲体内垃圾会导致女性出现色素沉着,反应在脸上就是色斑。现在排毒比较时髦,所以大家都认为排毒的东西就有养颜的作用。

核桃有润肠的功效,实际上也是一种排毒的功效。想使容颜不老的话,其实还有一个很重要的方面,就是要保证大便通畅。

虽然这道药膳制作的程序稍显复杂,要炸核桃仁,还要抹蛋清,另外还得炸成金黄色,还得炒糖色等。但玫瑰恋曲有理气活血,温肺润肠,嫩肤养颜等多种功效。

金枚:当然,它也有一定的适应证,脾弱的患者不适合食用。什么是脾弱呢,很容易鉴别,就是大便不成形,或者稍微吃得不合适就出现拉肚子这种情况,我们中医都认为属脾胃弱。因为这道菜当中含有核桃仁、猪腰肉,油脂比较强,经常吃会有滑肠的作用,像脾胃虚弱的人,很容易出现所谓的滑肠作用,大便不成形、便稀的情况容易出现。

希望这道玫瑰恋曲能够让女性朋友青春常在,容颜亮丽。

(陶　娅)

熟地当归羊肉汤

补养要和季节相吻合,顺应四季的变化。春天是生发的季节,同时也是病原微生物生长旺盛的季节。天气在变暖,雨水也在增多,新陈代谢很旺盛,所以说春补很重要,那到底应该怎么补呢?

杨国华(中国中医研究院望京医院主任医师):春天是万物生长的季节,这个时候如果采用一些补的方法,可能使原来比较虚弱的气或者血全部生发出来。中医上说,春天是主肝的,肝是主气机的,而气机和人全身气的运动状况以及情绪的状况关系特别密切,所以当情绪或者精神上有一些问题的时候,可以通过饮食来调整气机。比如你的状态比较忧郁,则可以用一些生发的药把这个气机全部舒展开来,那么就能调整到非常好的状态。

如果要是在生发的春季没有做到这一点,没有让它生发出来,会怎么样?

杨国华:那这一年的状态恐怕都比较萎靡,心情不会太舒畅,干活打不起精神来。一年之计在于春,补养也是一样的。

杨国华:熟地黄是补肾补阴的,对肾进行补养。肾跟春天有什么关系呢?中医理论上肾跟春天关系非常密切,为什么呢?春天对应的脏是肝,肝肾是同源的,当你补肾的时候肝也得到相应的补养。肾又是全身阴阳的根本,补了肾以后全身的阴阳都得到了补养,都得到了振奋,所以在这时候用熟地黄,可能会起到意想不到的效果。

今天我们给大家推荐的药膳就是熟地当归羊肉汤。所需材料为:羊肉700克,熟地黄30克,当归15克,黄芪30克,大枣数枚,生姜3片。原料都备好以后,将洗净的羊肉切成小块,用开水焯一下,除去血沫,这样可以减少羊肉的膻味,这道药膳的准备工作就做好了。

杨国华:熟地滋阴养血,而且补肾。医圣张仲景辞官以后回到了河南伏牛山,他对熟地进行了重点研究,发明了一个很著名的补肾阳的方子"金匮肾气丸",熟地就是其中最主要的一味药。补肾第一个就会想到熟地这个药。熟地当归羊肉汤实际上也是一个补肾的药膳。

具体做法是先将准备好的羊肉块放入盛有适量清水的锅内,然后放入生姜、熟地黄、当归、黄芪,用文火煲3个小时左右,这是为了让中药的有效成分充分溶解在汤中。3个小时后放入大枣,再加入适量的糖、盐、鸡精、味精,搅拌均匀,再用文火煮15分钟左右,这样这道熟地当归羊肉汤就做成了。

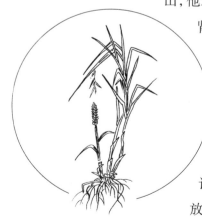

三棱草
【功效】催生,解表。治妇人难产,小儿痧疹不出。

熟地当归羊肉汤在最早的时候是一个药肉粥，后来把粳米去掉改为汤品了，这可能也是因为汤更容易被人体所吸收。羊肉就不必多说了，大家都知道它是一年四季都可以食用的东西。我们来说说这道药膳里边另外两味药，一味就是当归，我们以前在很多药膳里也讲到过，当归是女科之要药。那么在这道药膳里它主要起到的作用是什么呢？

杨国华： 第一是通过补血达到补阴的目的。第二当归本身具有非常好的活血功能，光用补药而不用一些推动的药，它的效果远不及两者结合在一起用，所以当归的好处在于它既有补血的功能，同时又有活血的功能。

下面再来说说黄芪，黄芪是一味补气的药，放在这道药膳里，它也是要起到这样的作用吗？

杨国华： 熟地、当归吃得太多了，患者会觉得肚子特别满，不舒服，越补越腻，补出火来了？不是，只是药停在里边了，回过头用点补气的药，补阴的力量就明显强多了，这主要是利用了互生的关系。黄芪对这些补阴的药具有一种推动的功能，这样整个方子疗效就非常理想。

熟地当归羊肉汤应该说是春季进补的一道非常不错的药膳，能够补肾，能够助阳气生发，而且从某种角度来讲，一旦补得比较合适、比较好的话，还让人心情愉快。

山药黑米炖猪肚

一般人都会有这样的进补知识：在冬季的时候补，要温热一点；在夏季的时候补，要偏凉一点。那么春季进补的时候我们补的原则是什么？

杨国华（中国中医研究院望京医院主任医师）： 春季进补，要平，因为春季正好是阳气升发的时候，用热用得太过了，人的阳气升发就可能过头，一年到头脑气暴躁。春季又是升发的季节，用凉往回收不成，所以更主张用一些平性药膳，让人的身体状况变得不温不燥，不寒不热，一年的状态就会非常好。

日常生活中什么样的蔬菜或者什么样的原料，在春季具有您刚才说的这种性质？

杨国华：山药，我平常最爱给患者推荐的就是山药，性平，不温不燥，非常好，又能补脾胃，又能益肺肾。

今天我们也把这样一道药膳推荐给大家，是一道炖品，山药黑米炖猪肚。所需原料为：猪肚1只，山药50克，黑米250克。首先将山药去皮切成小丁，再将黑米淘洗干净，然后将洗干净的猪肚放入开水中焯好，捞出备用。

山药是日常生活中常用的菜，小时候吃的冰糖葫芦，就有一种是用山药做的，非常好吃。现在拿山药炒菜，口感很好，非常滑润，而且很爽脆。再有就是用山药来炖汤。我们经常吃山药，但对它药用方面的功效还不是很清楚，您给我们讲一讲。

杨国华：中医总是提一句话——脾胃为后天之本，肾为先天之本，山药既能补脾胃又能补肾。

既能补先天，又能补后天。

杨国华：能补脾胃，又能补肺，又能补肾，其实拐过弯来把其他脏腑都给补齐了。

杨国华：山药在临床中用得多，因为取材太容易了，用不着刻意到药房去购买，随便哪个菜市场溜达一圈就买回来了，而且大家都比较接受，没那么大药味，又香又甜的。一些手术后或者危重患者长期不能吃东西，胃口特别不好，老是吐啊、泻啊，怎么办呢？我就建议用山药，这时候人体亏虚，再用点西洋参，因为西洋参偏平一点。肺病、肾病、消化系统疾病，都可以用山药作为平常服用的首选。

具体做法是首先将黑米和山药放入猪肚内，再用小竹棍将口封好放入锅内，再放入料酒、葱、姜，用文火煲2个小时左右，最后放入盐、胡椒粉、糖、鸡精等,这样这道山药黑米炖猪肚就做熟了,待晾凉后切成薄片就可以食用了。

下面我们再来说说黑米。黑米在古代是贡米,专门给皇帝吃的,据说在庚子之变的时候慈禧太后逃命途中依然念念不忘黑米之香,还下令进贡。

杨国华:黑米味道比较香浓,首先是健脾胃,另外还有一个功能,能补肾,所以有着其他粮食起不到的效果。肾为先天之本,它和人体的长寿、全身阴阳都有关系,通过它来补肾可能还能起到延年益寿的作用。

杨国华:猪肚是偏平性的,不温不燥,吃了既不会太热,也不会太凉,正好符合春季平补的要求。这道炖品有什么好处呢? 所有的药物不是补脾胃就是补肾,这两个功能加起来先后天都补了,也就是说人体的一身正气都补齐了,所以很取巧。

(赵 燕)

茯苓羊肉包子

北京的特产很多,茯苓夹饼是很多人都知道并且非常喜欢的。上大学的时候寒暑假回老家,总得带点北京特产回去呀,那时候我们同学首选都是茯苓夹饼,当然只是把它当作一种特产,没想过这茯苓还是一味中药。

王泽民(中国中医研究院望京医院主任医师):茯苓是一种具有延年益寿作用的中药,比如说唐宋时代经常把它作为延年益寿的食物服用,诗人苏东坡经常食用自制的茯苓饼,年过六旬仍然耳聪目明,这可能与他经常服用茯苓饼有很大的关系。

没准北京的茯苓饼可能是那时候苏东坡发明的,然后沿袭下来,但没有这样的考证。今天我们就给大家介绍一道以茯苓为主料的药膳,这道药膳应该说还是自我们仲景养生坊开始介绍药膳以来第一次给大家介绍的一道面食的药膳,就是茯苓羊肉包子。

制作茯苓羊肉包子所要准备的原料有:羊肉500克,茯苓50克,面粉1 000克,葱、姜适量。

在中国民间关于茯苓的传说有很多,有一个传说很有意思:古时候有户员外,家里有一个女儿叫小苓,给他们家料理家务的打工小伙子叫小伏,小伏爱上了小苓,但是这个员外嫌贫爱富,不同意这门亲事,于是小苓和小伏就私奔了。结果逃出来以后没多长时间,不幸的事情发生了,也许是逃出来以后生活条件不好,居住的地方比较潮湿,小苓患上了风湿病。为了给小苓治病,小伏到山里采药,结果有一天突然在一棵松树下发现了一个棕黑色的球体,切开来里面是白色的,像白薯一样,就拿回去试着给小苓吃了,结果第二天小苓就觉得有一些好转,于是小伏就天天去采这个药给小苓吃,坚持了一段时间以后,奇迹发生了,小苓的风湿病好了。

王泽民:当然这只是一个传说,这个故事的真实性还有待考证。但是茯苓确实有渗湿的作用,它的主要功效就是健脾渗湿,养心安神。现代药理研究认为茯苓有利尿的功能,还可提高机体免疫力,抗肿瘤、抗心肌缺血,还有降血糖的功效。另外它性平,可以四季服用。

具体做法是先将茯苓放入锅内煮1个小时左右,一共煮3次,把每次煮开以后的药汁过滤到一个盆中备用。然后将面粉用过滤好的茯苓汁搅拌成团,发酵以后备用。接着就开始拌羊肉馅了,将切好的姜末、葱末放入羊肉馅中,然后放入适量的鸡精、盐、味精、胡椒粉、酱油等调料搅拌均匀,最后包成包子,上锅蒸20分钟左右就可以食用了。

大家都知道羊肉是一年四季都适于食用的,它的性偏温,主要具有补气养血、温中暖肾的功效。

王泽民:羊肉的脂肪溶点是47摄氏度,我们的体温是37摄氏度,人们吃羊肉不容易发胖,而且易消化。

王泽民:茯苓和羊肉放在一起,最突出的功效是温补脾肾,治疗脾肾虚寒引起的一些症状,比如畏寒肢冷、怕冷、大便容易溏泻,这都属于脾肾阳虚的表现,尤其适合吃这种药膳。

什么样的人群不太适合吃茯苓羊肉包子或者要少吃这道药膳呢?

王泽民:羊肉的性质偏温热,体质偏热的人慎吃羊肉,吃完以后容易出现咽喉肿痛等;素有内热的人都不宜过多食用羊肉;一些肿瘤患者尤其是在放疗过程中不适合吃羊肉。因为放疗伤人体的阴液,阴虚容易产生内热,羊肉是一种偏温热的食品,吃了以后可以使病情加重。

(赵　燕)

山茱萸丹皮炖甲鱼

最近很多朋友询问非常集中的一个问题也是和季节密切相关的,就是春季上火的人很多,大家都在问有没有什么调养的方法可以避免上火。

王泽民(中国中医研究院望京医院主任医师):春天是万物生发的季节,我们进行调养要用补而不燥的药,不像冬季那样用比较厚味的药进行调补。山茱萸丹皮炖甲鱼就是一个很好的调补药膳,滋补肝肾,非常适合在春季进补。

制作山茱萸丹皮炖甲鱼所需要准备的原料有:甲鱼1只,山茱萸20克,大枣数枚,丹皮8克,葱、姜适量。首先将甲鱼去掉头、爪和内脏,然后用开水焯一下,放入准备好的砂锅中备用,这样这道药膳的准备工作就做好了。

这道药膳中主要的一味药就是山茱萸。平时很多人在用六味地黄丸、金匮肾气丸、知柏地黄丸还有杞菊地黄丸等,里面都有山茱萸这味药。

王泽民:茱萸有吴茱萸与山茱萸之分,吴茱萸主要生长在江南地带,它有理气止痛的功效,主要治疗腹痛、腹泻等症;山茱萸主要生长在河南的伏牛山、陕西、山西一带,相传张仲景在深秋季节经常去河南的伏牛山采收上等的山茱萸,以制作著名的方剂——金匮肾气丸。

我有幸去过河南伏牛山的山茱萸基地,在山茱萸成熟的季节,放眼望去真是非常的漂亮。山茱萸俗称"药枣皮",一般清明时节开黄色的花,秋分至寒露节气时会生长成熟。山茱萸的食用和药用已经有1500多年历史,它具有很高的营养价值和药用价值。

很多中药都有传说,山茱萸也有很多的传说。有一个传说是这样的:有一位叫珍珠的姑娘从小就没有了父亲,母亲体弱多病,这姑娘每天都要采药给母亲吃。有一天她在家门口发现了一个和尚,一群人围着这个和尚,这和尚浑身都是泥而且身上还有伤口在流血。姑娘非常善良,给他饭吃,还细心照顾他,这个和尚很感动,第二天早上要走的时候就找这个姑娘说,我看你心地很善良,我身上也没带什么东西,出家之人嘛我把这件破袈裟送给你,就是作为回报了。当时姑娘就说,袈裟是佛门至宝啊,我不能收。和尚就笑了,说,我看你每天都为你母亲去山上采药非常辛苦,你把这件袈裟往这个山坡上一扔就会长出一种草药,这种草药能够治你母亲的病,说完和尚就走了。后来这个姑娘就照此方法做了,她把这件袈裟往山坡上一铺,顿时山坡上就长出很多幼苗,结出了红红的果实,姑娘于是把这种果实采下来带回去给她母亲吃了,果然母亲的病就好了,这个果实就是山茱萸。

王泽民: 山茱萸是一种扶助正气的药,它能够滋补肝肾,益精气,治疗肝肾不足引起的腰膝酸软、腰腿疼痛、阳痿遗精、小便频数、出虚汗不止等症,是一味比较好的滋补肝肾的药。

这道山茱萸丹皮炖甲鱼应该说是春季滋补肝肾的一道药膳。首先将山茱萸、丹皮放入锅内,加入2000毫升的水,煮20分钟左右,然后将煮好的水和药料倒入炖甲鱼的砂锅内,再放入葱、姜、大枣,用文火炖熬1个小时左右,最后放入盐、鸡精、味精等,这样这道山茱萸丹皮炖甲鱼就做好了。

王泽民: 山茱萸、甲鱼和丹皮放在一起炖,最突出的功效是起到一个滋补肝肾,滋阴凉血、活血的功效。

那么最适合什么样的人群食用？

王泽民：肝肾阴虚、肝肾不足的人比较适合。

这种病的症状是什么呢？

王泽民：肝肾不足比如说腰膝酸软疼痛、全身乏力，甚至手心、脚心发热，一般都是肝肾阴虚所致，这样的人应该吃这道药膳。

什么样的人群不太适合吃或者尽量少吃？

王泽民：脾肾阳虚及孕妇忌服。

脾肾阳虚表现的症状是什么？

王泽民：脾肾阳虚的主要表现是畏寒肢冷，甚至出现大便溏泻。

（赵　燕）

砂仁鳝鱼丝

关键词

砂仁鳝丝可以健脾胃，补肝肾，调气血

夏天天气闷热，人的胃口就会越来越差。这段时间肠胃消化功能不好的朋友很多，能不能在这个季节从药膳方面做一些调整？

程海英（首都医科大学附属北京中医医院主任医师）：夏天肠胃消化不好，因为夏季是一年当中气温最高的季节。由于气温上升很快，气候炎热，耗氧增加，水分也缺乏，很多人就容易感觉到疲倦，而且烦热燥热，同时有不同程度的食欲不振。所以在这个季节要特别注意饮食的合理调配，特别注意与气候的变化相适应，这也就是我们中医常说的"天人相应"。

在这个炎热的夏季我们更应该注意脾胃的调理，说到养胃，我们大家都比较熟悉的一种中成药就是香砂养胃。我们今天要给大家介绍的这道药膳就是具有健脾养胃功能的砂仁鳝鱼丝。

制作砂仁鳝鱼丝需要准备的原料有：鳝鱼500克，砂仁5克，鹌鹑蛋12个，葱、姜适量。首先将鹌鹑蛋煮熟去皮，再把蒜剁成末状，然后将砂仁用纱布包好后放在锅里煮开取汁备用。这样这道药膳的准备工作就完成了。

砂仁在药膳里并不是常用的，它的药用价值到底有哪些？

砂仁是一种较为温和的草药。在中国的应用已经有1 300多年的历史了，在古代就有很多书籍对砂仁的药用功效有所记载，其中《本草纲目》里就有砂仁可以健脾、化滞、消食的记载。砂仁一般生长在气温高、比较潮湿的地带，在中国南方种植比较广泛。砂仁香气浓郁，有甜、酸、苦、辣等多种味道。

程海英：砂仁的药性比较温和，具有开胃消食、理气醒脾和中止呕的作用，临床上我们经常用它治疗气滞食积、腹痛呕吐、肠鸣痢疾。现代药理研究明确证实砂仁对消化系统有调整的作用，临床上用于治疗溃疡病、胃脘痛、腹胀嗳气，疗效都特别好，所以现在已经把砂仁作为治疗脾胃病的一个常用药。除此以外，砂仁对孕妇恶心、呕吐、厌食疗效也特别好。用砂仁来调理，能够减缓减轻孕妇的恶心呕吐，让她正常进食，这样还能保证胎儿的营养，所以这个砂仁在临床上应用广泛。

脾胃是后天之本，要保护我们的脾胃，其实靠的就是日常饮食。

程海英：我们吃进去的食物最后变成了营养物质，从中医角度来讲就是脾胃运化的过程，如果脾胃运化正常，那么就能把食物当中精微的物质转变为营养物质，把糟粕排出体外，这样就能够保证人体各个组织器官有一个充足的营养供给，奠定了物质基础。所以从这个角度讲，脾胃是后天之本，在日常生活当中要注意饮食的合理调配。三伏天很闷热，大家可能都会觉得食欲不振、厌食，如果在这个季节我们能够吃一道醒脾和胃的药膳，那是最合适的了，像刚才介绍的砂仁就具有这个功效。

这道药膳的制作方法是：首先将鳝鱼切成丝放在碗里，再加入葱丝、姜丝、料酒、味精、盐,搅拌均匀,然后放入蒸锅中用大火蒸15分钟,15分钟以后将鳝丝里的葱姜丝择出,再把鳝丝盛入盘中,将少量的油放入锅里爆炒蒜末,等炒出蒜香味以后加入备好的砂仁汁和鸡汤以及白胡椒粉、水淀粉,待汤浓缩后浇在鳝丝上,最后将鹌鹑蛋码放在盘子周围,这样这道砂仁鳝丝就可以食用了。

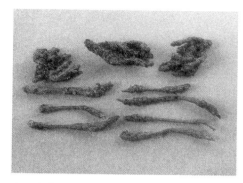

上:味连
下:雅连
【功效】清热燥湿,泻火解毒。

这里除了我们刚才谈到的砂仁以外就是鳝鱼了,鳝鱼对人体是有一定滋补作用的。

程海英:鳝鱼的营养价值还是很高的,它也含有蛋白质及钙、磷、铁这些微量元素,应该说它具有温补的作用,因为它是性属温的,味有一点甜,临床上适于食欲不振、腹部发凉、肠鸣腹胀的患者。鳝鱼还有补五脏、祛风湿、调筋骨、补虚损的作用,它跟砂仁配伍起来就能够达到一个健脾胃、补肝肾、调气血的作用,用途还是挺广泛的。

砂仁鳝鱼丝能够健脾胃,增进食欲,尤其是在夏季,那么它还适合什么样的人食用?

程海英:一般来说,它适合平时脾胃功能不好引起的消化不良、气血不足的人食用,所以这个面比较宽,而到夏季很多健康的人也会由于季节的特点造成厌食、食欲不振,因此它适合的人群还是比较广泛的。

程海英:如果暂时有内热的、发高烧,有炎症、感染的人这个时候不要食用这道药膳。

程海英:砂仁也是温补的,鳝鱼也是温补的,发烧、炎症、感染,白细胞增高,这时候再温补就不适合了。

(陶　娅)

止咳定喘药膳——百合川贝银杏羹

百合川贝银杏羹有宣肺理肺,止咳定喘的药用功效

下面这道药膳对呼吸系统有辅助治疗作用,在大家印象中呼吸系统疾病在秋冬季节可能是高发期,为什么要在夏季给大家推荐这道药膳呢?

程海英(首都医科大学附属北京中医医院医生):因为很多人认为冬天气候寒冷,所以咳喘、呼吸系统疾病发病率比较高,夏天不至于发呼吸系统疾病,实际上这是个误区。因为夏天气温虽高,但是湿度特别大,气压低,健康的人在此季节都会觉得有点憋闷、喘不上气,那么有呼吸系统疾病的人,这种症状就更加突出了,所以说夏季同样是呼吸系统的一个发病季节。

给大家推荐的药膳就是对呼吸系统疾病有辅助治疗作用的百合川贝银杏羹。这道药膳需要准备的主要原料有:银杏10克,百合50克,川贝10克,牛肉300克,生姜适量。首先将牛肉在开水里焯去血水,再把银杏外壳去掉,然后把姜切成片备用,这样这道药膳的准备工作就完成了。

这道药膳的原料里有一味药是白果,即我们常说的银杏。白果的营养价值和药用价值都是非常高的,又被大家称为长寿果和吉祥果,那么,白果的药用价值到底有哪些?

白果又称为银杏,是现存种子植物中最古老的植物之一,因此也有活化石之称。早在李时珍的《本草纲目》中就有银杏能益脾气、定咳喘的记载。此外,现代科学研究证明,银杏还具有舒张脑血管、提高记忆力、预防过敏、延缓衰老的功效。

白果主要的一个功效是宣肺理肺,而从中医的角度来认识白果是白色的,

白色是入肺经的,而肺的主色也是白色的,实际上这就是取类比像。

程海英:我们吸进氧气,吐出二氧化碳,这是属于一种平衡状态的。但是如果呼吸系统有问题的话,这个平衡就遭到破坏了,破坏以后自然就会出现咳、喘、痰多这些症状。白果恰恰有收敛肺气、止咳定喘、温补肺气的作用,这时候吃白果应该说是比较合适的,尤其是那种患慢性支气管炎、久咳、久喘、痰多的患者,如果能够吃些白果应该说对治疗是有帮助的。

这道药膳的具体做法是先将川贝、百合、银杏一起放入盛有开水的锅里,用中火煮15分钟左右,再把焯过的牛肉切成片和姜片一起放入锅中,用大火煮5分钟左右,5分钟以后加入盐、鸡精、白胡椒粉,这样这道药膳就可以食用了。

据说白果好像是有毒性的,我们在用量上应该把握一个什么样的分寸呢?

程海英:有两种用法,用熟的也行,用生的也可以,但是用的时候一定要注意量,一般来讲它的极量不能超过20克,就是最高的量不能超过20克。

程海英:儿童、老年人的用量还要少,5克、10克,这个要特别注意,就是入药也是这样的,不能超过20克,生、熟都一样。但是,现在超市把它作为一种干果卖,那你拿回家以后必须煮熟了,煮熟也行,炒熟行,最好不要生吃,即使是这样,一天也不要超过20枚,而且别天天吃。因为熟的也是有毒的,所以不要吃过大的量,也不要久服。如果作为干果吃,一定要做熟,千万不要吃生的,因为白果性偏凉,吃多了可以造成腹胀气闷,对消化不好,所以要特别把握。那么,什么是白果的中毒症状呢?如果出现发烧、惊厥、吐、恶心或者不安这种情况,就说明白果中毒了,这时候马上要到医院进行救治。

除了适合呼吸系统不太好的人食用以外,还适合什么样的人群食用呢?

程海英:遗尿的人可以用。临床遗尿比较多的是儿童、老年人,老年人有咳喘,也会出现遗尿,这说明肾脏功能不是特别好,肾气有点虚了,这两种人吃这道药膳也是可以的。

什么人不适宜吃这道药膳呢？

程海英：有食积，即吃多了，小孩积食的时候先不要用；如果觉得嗓子有痰，咳不出来，痰很黏，这种情况不要用。痰特别稠的时候它本身就不利于咳出，而白果本身就有收涩的作用，如果痰本身就特别稠，一收涩就更不好咳了，所以痰特别稠的患者也不要用。

（李　新）

健脾补肾药膳——山药枸杞煲苦瓜

炎热的夏天，一些慢性病患者可能会出现病情不稳定的情况，比如糖尿病患者，在炎热的夏季应该注意哪些方面？

程海英（首都医科大学附属北京中医医院主任医师）：老年糖尿病患者会发现夏天的时候血糖偏低，为什么呢？这是因为夏天天气炎热，人们食欲不好，很多人会有苦夏的情况出现，饮食中会选择一些清淡的容易消化的食物，而清淡的食物往往都是含糖量比较低的食物。另外夏天人的消耗比较多，容易出汗，消耗血糖，而能量的供给都是由血糖所产生的，这样糖尿病患者如果吃常规口服药进行治疗的话，出现低血糖的机会要多一些。

今天给大家推荐的这道药膳就是非常适合糖尿病患者食用的，叫作山药枸杞煲苦瓜。这道药膳需要准备的主要原料有：苦瓜2根，山药20克，枸杞20克，猪瘦肉50克，葱、姜适量。首先将苦瓜去掉籽之后切成片，再把山药去皮切成片，葱、姜分别切成末，这样这道药膳的准备工作就做好了。

苦瓜是我们再熟悉不过的了，夏季吃苦瓜能够去火，苦瓜有一个很好听的名字和一个不太好听的名字，分别是绵荔枝和癞瓜，早在《本草纲目》中就记载苦瓜可以"除邪热,解劳乏,清心明目"。苦瓜中含有大量的维生素,其中维生素C和维生素B_1的含量是瓜果蔬菜中最为突出的。此外,由于苦瓜的药理作用,还被医学界称为"天然植物胰岛素"。

它为什么会有这样一个称号?

程海英:因为苦瓜含有17种氨基酸,是人体所必需的,这些成分能够调解胰岛素的功能,具有降血糖的作用。胰腺本身分泌一种激素,叫作胰岛素。人体是很会利用这些激素的,如果对这种激素利用不好,那么就容易使血液中血糖的成分增多,就会出现糖尿病。

胰岛素分泌不足的话,就容易造成血糖的升高,而苦瓜可以帮助胰岛素的分泌,所以吃了苦瓜以后会有一个调节血糖的作用。那苦瓜还有什么其他的功效吗?

程海英:它的维生素含量是非常高的,每100克苦瓜当中含有维生素C的量,相当于其他瓜果蔬菜的$10\sim20$倍。另外,维生素B_1的含量也是非常高的,维生素对于糖尿病患者来讲是非常重要的。糖尿病患者最常见最典型的症状是"三多",喝的多、吃的多、尿的多。由于尿的多,很容易造成维生素的丢失,除了药物补充以外,还应该注意找一些含有丰富维生素的饮食去弥补。苦瓜还能改善糖尿病患者口渴、烦躁的症状。

这道药膳的制作方法是首先将猪肉切成片,放入温油锅中,再加入葱、姜末一起煸炒,待炒出香味后加入适量的鸡汤,再放入山药片、枸杞以及适量的盐、味精、白胡椒粉,然后用大火煮,待锅开后改用中火煮,10分钟以后放入苦瓜片,这样这道山药枸杞煲苦瓜就可以食用了。

需要注意的是苦瓜要在最后的时候放进去,而且放进以后煮的时间不宜过长,长了会破坏它的维生素含量。这道药膳里还有一味药,就是山药。山药对糖尿病患者有哪些益处?

程海英:山药有健脾补肾的作用。中医认为糖尿病发病原因之一是吃的比较多,尤其是偏甜的食物或者是油炸的食物吃得比较多,我们叫肥甘厚味的食品,导致了肺、脾、肾这些脏腑功能的失调,就会出现脏腑功能虚损、衰弱的情况,我们通常把调节脏腑功能的作用,比如调节脾脏、肾脏等,叫作健脾补肾,山药对脾脏和肾脏有很好的调节作用,对糖尿病患者是一个很好的食物。

这道药膳除了适合糖尿病患者吃以外,什么人群不太适宜吃或者在吃的时候需要注意些什么?

程海英:因为这道菜含有苦瓜和山药,苦瓜性味比较寒凉,胃寒的患者就不适合。什么样的人是胃寒呢?比如说稍微吃一点凉的就出现胃疼,或者天气稍微一凉就胃疼,就是比较典型的胃寒。另外,这道药膳里有山药,含有淀粉,吃的时候避免跟土豆这类含有大量淀粉的食物共同食用,因为这样会加大淀粉的摄入量,过量的淀粉对糖尿病也是不利的。

（李　新）

黑豆莲藕鸡汤

关键词

藕还是一种粗纤维的食物,能够增加胃肠蠕动,有间接减肥作用

糖尿病是一种发病率很高的疾病。临床观察发现肥胖与糖尿病的关系是非常密切的,为什么肥胖很容易导致糖尿病?

程海英（首都医科大学附属北京中医医院主任医师）:中医认为肥胖的患者进食较多,尤其是甜食、油炸肥甘厚味食品,又不愿意运动,所以体内出现食物的堆积,直接影响脾、胃这两个脏器。脾就好像一部车,起运送运输的作用,如果正常装载的话,会跑得很快;如果超载的话,那肯定走得慢,车的损伤也很快。同样的道理,每天进食非常多,脾胃负担非常重,就会造成脾胃功能的

下降。糖尿病患者的发病机制当中最主要的一条就是脾胃功能下降。由于脾胃功能下降，超载的营养物质不能运送到各个脏器去，还会导致其他脏器功能下降。

下面推荐的这道药膳更适合肥胖的糖尿病患者，因为它具有一定的减肥功效，就是黑豆莲藕鸡汤。这道药膳需要准备的主要原料有：黑豆15克，藕500克，鸡1只，红枣12枚，葱、姜适量。先将鸡去掉内脏洗净，把鸡爪放入鸡腹中。藕去皮切成块状，再将枣去核，姜切成片，葱断开。然后将水泡过的黑豆放入锅里干炒，不放油，大火炒到黑豆皮裂开后立刻放入清水中洗去浮皮，捞出备用，这道药膳的准备工作就完成了。

这道药膳里面有一个很主要的原料就是莲藕，它性偏凉，而且具有一定的祛火作用，有非常丰富的营养价值和药用功效。莲藕又叫莲根，生长在水塘里，莲藕的顶部第一节称为荷花，它的果实称为莲子，藕是它的根茎。莲藕含有大量的淀粉、蛋白质以及钙、铁、磷等多种矿物质。中医认为莲藕性甘平，具有凉血散瘀的功效。

藕是经常吃的蔬菜，有一首诗赞美过它：冷比霜雪甘比蜜，一片入口沉疴痊。沉疴指疾病，就是说一片藕下去病就好了，这是一种比喻，但也由此可见藕的药用功效。

程海英：中医认为藕生吃能够凉血散瘀，煮熟了吃能补心益肾，滋阴养血，有很多医书认为它能够补五脏的虚损，强身健骨，又能够补血养血。所以藕能够改善糖尿病患者烦躁、口渴这些阴虚的症状。

程海英：藕还是一种粗纤维的食物，其中含有大量的食物纤维，能够增加胃肠蠕动，达到排便的目的；又能够使体内过多堆积的物质从大便排出，也有一个间接的减肥作用。

所以推荐的这道药膳非常适合那些肥胖的糖尿病患者吃。

做法是首先将鸡放入开水锅里，加入料酒焯去腥味，焯好再捞出来，放进清水中洗干净，重放入开水锅里，再把葱段、姜片、炒过的黑豆、红枣、藕都放入锅中,然后加入适量的盐、味精、白胡椒粉,用大火煮,开锅后改用小火炖90分钟左右,这道黑豆莲藕鸡汤就可以食用了。

在做这道药膳的时候需要注意,长时间炖莲藕的时候,不要选择铁锅或者是铝锅,那样会使莲藕的颜色变黑,最好选择陶瓷或者是不锈钢的器皿,这样做出来的藕颜色非常好看。

黑豆莲藕鸡汤可以健脾益胃,滋阴养血调血糖,非常适合糖尿病患者食用,尤其适合肥胖型的糖尿病患者。哪些人群不宜吃这道药膳?吃的时候应该注意些什么?

程海英: 有胃病和十二指肠溃疡的人不太适合吃,他们应该吃软的容易消化的食物,黑豆不太容易消化。糖尿病患者常伴有肾功能不全,需要对蛋白质进行控制,这道药膳当中有黑豆,黑豆含有大量的蛋白质,糖尿病患者如果发展到有肾脏问题,在吃这道药膳的时候就要慎重。

(李 新)

天 麻 鳝 丝

关键词

天麻鳝丝有滋阴补肝,活血通络,健脑通神的功效

到了夏天,气温升高,很多朋友都会有健忘或者神经衰弱的症状,尤其是一些长期在办公室里工作的人,为什么在这个时候会出现这些症状呢?

杨国华(北京望京医院主任医师): 一方面大家在室内工作的时间特别长,在这种环境下大脑缺氧的症状会很容易出现;第二,气候炎热,中医是说火热比较盛,这时候人的身体会变得有些偏燥,在这种情况下可能更容易出现

头痛、头晕的表现。

这里就给大家推荐一道能够改善这些症状的药膳——天麻鳝丝。制作天麻鳝丝需要准备的原料有：鳝鱼300克，天麻15克，水发黑木耳100克，鸡蛋2个，葱、姜少许。

天麻大家都比较熟悉，又叫"定风草"，还有一个别名叫"赤箭"，它治疗头痛头晕效果比较快，天麻还有哪些药用功效？

杨国华：天麻又叫明天麻，主要产于中国的华中及华南地区。中医认为天麻具有息风止痉、祛风除痹的功效，可以有效缓解各种肢体麻木、头痛等症状，是中医治疗大脑及神经系统疾病的常用药物。

天麻能够治疗头痛头晕，但能够治疗所有的头痛头晕症状吗？比如说要是感冒引起头痛头晕，吃天麻行吗？

杨国华：恐怕是不合适的，因为感冒引起的头痛头晕之类的，更多是中医所说的外风引起的，也就是外界所来的那些风，天麻适用于内风所致的头晕。

杨国华：内风是人体的阴阳失调。第一种情况俗称肝阳上亢型，这种患者头痛和头晕经常会同时出现。第二种情况叫痰浊中阻，什么是痰浊？是不是咯痰？不是。其特征表现是头偏沉。第三种情况是肾虚，头痛头晕同时表现，记忆力差，记忆力减退，用天麻都相对比较合适。

有一份调查说在四位女性中就有一个患过头疼，在八位男性当中就有一个人患过头疼。

天麻既然有这么多的好处，我们可以在日常生活中去做一些药膳来吃，最多的还是用天麻来煲汤。

杨国华：天麻除了煲汤，还可以少量泡水喝，但别喝太多。质量

> **健康提示：**
>
> **内风引起头痛的三种类型：**
>
> 1. 肝阳上亢型表现症状为头痛头晕同时出现。
> 2. 痰浊中阻表现症状为经常感觉头偏沉。
> 3. 肾虚患者表现症状为头痛头晕同时伴有记忆力减退的症状。

好的天麻比较珍贵,如不太舍得吃那么多,可以泡在酒里。

这道药膳的制作方法是,首先将泡在水里的天麻上锅蒸半小时,然后把洗净的鳝鱼切成丝,再放入一只鸡蛋的蛋清,加少量的盐、味精和黄酒拌匀,再放入10克淀粉调匀,这样可以保持鳝鱼的鲜味。接下来把拌好的鳝丝放入三成热的油里滑炒,等鳝丝一变色即出锅放在漏勺里备用。在炒锅里放入适量的油,投入葱花、姜末,再放入切好的天麻丝、黑木耳丝,煸炒片刻,加入少许的盐、五香粉,炒匀之后再把鳝丝放进锅中加20克淀粉勾芡,芡勾好后就可以出锅装盘了,这样这道"天麻鳝丝"就做好了。

天麻鳝丝具有滋阴补肝,活血通络,健脑通神的功效。

杨国华:除了平肝息阳,天麻还能祛风通络,像肢体出现麻木或身上出现一些疼痛,用它也能起到一定的效果。有一个资料曾经说治疗神经衰弱,天麻的有效率基本上可以达到90%;治疗血管性痴呆症,就是老年性痴呆症,有效率可以达到82%;血管性神经性头痛发病率非常高,它的有效率也能达到67.4%。

(郭　红)

菊花鱼片火锅

一到夏季,不管是吃的喝的,选择多属于清凉类。有一种清凉饮品大家是再熟悉不过的,那就是菊花茶。

杨国华(中国中医研究院望京医院主任医师):夏天的餐桌上,要一杯菊花茶,再放一点冰糖,能愉悦心情,降火。可是光喝菊花茶有时会觉得挺没意思,试试看在火锅里放一点菊花。接下来给大家介绍一道菊花鱼片火锅。

制作这道药膳需要准备的原料有:鲜菊花30克,干菊花30克,鲤鱼1条,鸡汤适量,葱、姜适量。

杨国华:菊花茶赏心悦目,喝了以后可以清凉败火。平常老百姓都喜欢挑那些花色特别艳丽特别漂亮的,个儿大的,其实药用效果比较强的,应该是那些长得比较小的,比较丑陋的,白里头稍微泛点黄的。

有一些菊花是专门用来观赏的,那么到底哪一种菊花是用来观赏的,哪一种菊花是用来泡水喝的呢? 我们一起听一听菊花的诉说。

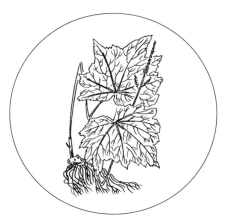

三面刀

【功效】清热,活血,解毒。

　　我是一朵小小的菊花,在种类繁多的菊花家族里,就像一个丑小鸭,一点也不起眼。我特别羡慕那些长得又大又漂亮的姐妹们,她们个个争奇斗艳、婀娜多姿。和她们相比,我又干又瘪的形象真是有点对不起观众,不过我一点也不悲观,别看我长得不起眼,可我有很多可用之处呢! 通常人们都把我用水泡开当茶喝,有时候还把我当成药材给人们治病。而这些都是那些大个子的漂亮菊花办不到的。她们只能用来观赏,只有像我这样的小不点儿才能用来治病。

原来个儿大、长得特别漂亮的菊花是用来观赏的,而恰恰是那种小的、不太起眼的菊花是可以用来泡水喝的。

杨国华:药用的菊花主要分为三种,一种叫白菊花,一种叫黄菊花,还有一种野菊花,三种当中最好喝的是白菊花,味道甜甜的。

杨国华:杭白菊的功能相对来说比较平和,清肝明目的功能比较好。黄菊花颜色偏黄,主要用来清风热。什么是清风热? 感冒、头疼、眼睛发红、嗓子痛、打喷嚏流鼻涕等,在这种时候,用黄菊花就比较合适。野菊花是当中最苦

药膳就该这样吃

健康提示

白菊花的药用功效：清肝明目。
黄菊花的药用功效：清风热。
野菊花的药用功效：清热解毒。

的，能清热解毒。

年轻朋友脸上会有青春痘，爱长皮肤疖子，喝野菊花退得很快。

杨国华：菊花鱼片火锅主要强调平补的功能，所以选择白菊花，相对甜，口感也比较好。

这道药膳的具体做法是先将干菊花用温水泡15分钟，再将鲜菊花洗净，把洗好的鲤鱼切成片，放入火锅鸡汤内，加入姜片和葱段，然后把鸡精、盐、五香粉以及酱油一起放入火锅鸡汤中搅匀，用文火煮5分钟左右，之后把鲜菊花的花瓣均匀地撒在火锅里，再放入泡好的干菊花，用文火煮2分钟，这道菊花鱼片火锅就做好了。

菊花鱼片火锅可以开胃健脾，清凉败火。而且看起来又红火又清爽，还有那么一丝凉意。我们知道菊花有清热祛火的作用，鱼片选的是鲤鱼，它在这里的功效主要是什么呢？

杨国华：鲤鱼性能比较平和，主要起开胃健脾的功效。糖尿病患者内分泌环境发生紊乱，吃一些鲤鱼能调整内分泌，所以鲤鱼对糖尿病也有一定的医治作用。

杨国华：挑选鲤鱼是因为它比较平和，但是也完全可以根据食用人当时的情况进行调整，实际上是可以针对不同的人群、不同的体质来调整用料。

菊花鱼片火锅真的是有花有鱼，淡雅清香，而且又美味别致，不失为一道招待亲朋好友的美食。但是如果觉得在夏季做这样一道火锅还是有一点热的话，或者觉得有点复杂的话，还可以推荐一道比较简单方便的菊花粥。做法很简单，就是把菊花的花蒂去掉以后，磨成细末，等粥熬好了以后，把这些菊花末撒上去，然后再烧煮片刻就可以食用，一样可以起到清热祛火的作用，你不妨试着做一做。

（孙　海）

146

五 豆 汤

五豆汤可以清凉祛暑,益肾健脾

夏天到了,人们喜欢吃冷饮,比如冰激凌、冰棍等。冷饮是小孩子的最爱,但是做父母的很为难,吃多了以后容易闹肚子,身体不舒服,有没有替代的饮料呢?

陈文伯(首都医科大学中医学院附属鼓楼中医医院主任医师):有个五豆汤,可以给大家做一些介绍,不会伤及脾胃。

陈文伯:对了。五豆汤当中有绿豆、黑豆、红小豆、白扁豆,除了豆子以外,还加一味甘草,生甘草就更好一些。

制作五豆汤需要准备的原料有:红小豆10克,绿豆10克,黑豆10克,白扁豆10克,生甘草3克。在熬制五豆汤之前,先把白扁豆、绿豆、红小豆和黑豆用水浸泡10个小时,将中药生甘草用一个纱布包捆扎起来,放在一旁待用。这样这道药膳的准备工作就做好了。

这个五豆汤实际上是四豆一草,这个草就是3克的生甘草。下面先一起来认识一下甘草吧。

甘草是一种豆科多年生草本植物,多生长在草原沙地和黄土丘陵地带。因为它味道甘甜,所以被称为甘草。甘草的药性平和,常在方剂中作为使药,历代方剂中甘草的使用频率是最高的。《本草纲目》中记载甘草能调和诸药之性,因此甘草也被称为"国老"。

陈文伯:夏天白天受点暑热,夜里贪凉,吃点冰棍、冰激凌,寒邪直中,伤了脾胃,如果夜间被子盖不好,又受寒了,这样就既有暑热又有寒凝,还会消化不好。甘草作用可大了,有热可清,而且祛暑;有寒的话它能温中,补中益气,而且是缓中止痛,缓急。肚子疼了,把甘草喝了,可以缓急止痛。另外它还有一定的助消化作用,所以在五豆汤里搁上甘草画龙点睛,是一味很好的药物。

五豆汤的具体制作方法是先把经过10小时浸泡的四种豆子清洗一下,然后把白扁豆、黑豆、红小豆、绿豆和甘草纱布包依次放入盛着适量水的陶瓷锅中,放入这些原料后,点火加热汤锅,用文火煮一个半小时左右。待五豆汤煮熟以后把它盛在一个大盆中,也可以盛出放在几个小碗中,放凉后搁在冰箱里,饮用时取出,这样这道既解暑又利于健康的五豆汤就做好了。

家里经常做的绿豆汤和五豆汤比起来,功效上有很大的区别。

陈文伯:夏季的病不都是因为热,还有寒凝,就是受凉多了,比如说开空调,吃冰激凌、冰棍;再一个就是贪凉,不愿晒太阳,不仅暑热,而且受寒。而且夏季吃饭,很杂很多,容易影响脾胃的运化,有食滞,单纯用绿豆就不够了。所以五豆汤里有黑豆、赤小豆还有白扁豆。黑色入肾,黑豆益肾、补肾;红小豆不仅利水消肿,而且补心;白扁豆健脾养胃而且祛暑。这几味都有祛暑、清热解毒作用,又能健脾养胃益肾,缓中止痛。

陈文伯:黑豆补肾的功效,将两把黑豆浸泡水中,然后再喝这个水,就有补益作用,对感冒、瘟疫都有预防作用。

陈文伯:因为黑豆有很强的抑制病毒作用,特别是瘟疫、流行性感冒的病毒,新的特别是变异的病毒,药物就不好办,而这个黑豆有很好的作用。

因此五豆汤和绿豆汤比起来差别还是挺大的。

具体做法是先把红小豆、绿豆、白扁豆和黑豆浸泡10个小时。浸泡好后清洗入锅,放入甘草包。文火煮100分钟即可。五豆汤可以清凉祛暑,益肾健脾。

夏天做五豆汤,不但能够清热解毒,而且还有一定的补益作用,您不妨试一试。

(孙　海)

梨荷竹叶饮

关键词

梨荷竹叶饮可以清热解署,镇静安神

年轻的父母经常问:有没有什么方法能够解决小孩一到夜里就哭的问题?

陈文伯(首都医科大学中医学院附属鼓楼中医医院主任医师):民间用梨荷竹叶饮,梨荷就是梨、荷叶,临床上效果是比较不错的。

为什么孩子一到夜里就哭,而白天不出现这种情况呢?

陈文伯:因为白天是属阳,夜里属阴,一到阴寒的时候,寒气太盛了,小孩就不舒服,所以一到夜里就哭,而白天就没有这种情况。

制作梨荷竹叶饮需要准备的原料有:荷叶3克,雪梨皮3克,竹叶1克,蝉蜕1克,生姜1克。

这道梨荷竹叶饮里有一味重要的用药,就是荷叶。先了解一下荷叶的药用功效吧。

荷花是多年生的水生植物,它的根茎叶都可以治病。民间一直喜欢用它的叶子制作食品,有句古诗说,"不摘荷花摘荷叶,饭包荷叶出花香"。中医则将荷叶入药,因为发现它有活血化瘀、清热祛暑的功效。

梨荷竹叶饮里荷叶用量是3克,它治疗小孩夜哭有很好的功效。

陈文伯:小孩体内有湿热,心烦急躁,易惊醒,荷叶恰恰能清热祛暑,有一定的镇静、安神作用,而且喝起来味道比较好。

这道梨荷竹叶饮的具体做法是先把雪梨皮放在已经盛好适量清水的陶锅中,再把1克蝉蜕和1克竹叶放入水中,荷叶比较大,要撕碎以后再放,然后将这些药物都浸入水中。用微火煮开后，掀开锅盖边搅拌边煮10分钟。梨荷竹叶饮煮好以后，把药汁倒出来，倒药汁的时候要用一个钢丝滤网把药渣过滤掉，将药汁放凉以后就可以喝了，喝的时候放一点蜂蜜口感会更好。

梨荷竹叶饮中有一味药我们比较陌生，就是蝉蜕，它有什么样的功效呢？

陈文伯：蝉蜕既解表，又祛风，风邪去了，头就不痛了。有人感受风邪以后，睡不踏实，也用蝉蜕，因为它能镇静安神，所以对小孩夜啼非常合适。

陈文伯：竹叶清热祛暑、利湿，有轻度的镇静作用。它不是安神，是镇静，小孩一镇静就不那么闹了，起码心静自然凉，心里踏实，夜里哭的就少了。

荷叶、竹叶还有蝉蜕，都具有同一个功效——镇静。

陈文伯：还要搁点生姜。可以缓急止痛，温中理气。白天受暑夜里受寒，寒火交结了怎么办？只用清的还不行，还得用温散的药物。生姜不仅止痛，也有一定的镇静作用。

梨荷竹叶饮有清热解暑，镇静安神的功效。

陈文伯：这个饮料适用于暑季，冬天喝绝对不合适。孩子夜里哭闹严重的话则需要去医院寻找原因，如果是急腹症或是肠梗阻，就要赶快上医院。

陈文伯：服用时间和用量要根据年龄。1周岁以下，每次10～15毫升；1周岁以上，可以喝30～50毫升，就是一羹匙或两羹匙。一天吃2～3次，特别是晚上睡觉前要吃一次，效果好。祝愿所有的小朋友在炎热夏季都能够睡得安安稳稳，甜甜蜜蜜的。

（孙　海）

化湿散风药膳——薏仁苓术羊肉煲

这次要给大家推荐的药膳应该说是针对风湿病患者的。湿度比较大、又比较炎热的季节,风湿病患者最典型的症状是什么呢?

闫小萍(中日友好医院中医风湿病科教授):在这个季节最突出的特点一个是热,一个是湿,患者表现出来的症状是关节的沉重、酸痛、肿胀,而且有全身的症状。夏天的时候暑湿比较盛,一般都有湿盛伤及脾胃,出现胃的胀、堵、满、闷,有的患者可能还会出现大便偏稀、腹胀等,这些症状在夏季都比较突出。

从食疗的角度来讲,就要化湿散风。

闫小萍:湿邪往往和风邪寒邪一起侵袭人体,所以在祛湿的同时,还要注意散风,注意祛寒。另外,毕竟是炎热的夏季,药味不能过于辛燥、温热。

给大家推荐的这道药膳名字叫薏仁苓术羊肉煲。

这道药膳需要准备的原料有薏苡仁50克,茯苓片25克,苍术10克,白萝卜500克,羊肉500克,羊脊骨4块,葱、姜、花椒适量。首先将羊肉、白萝卜切成块,姜切成片,葱切成碎末备用,这样这道药膳的准备工作就完成了。这里比较陌生的就是苍术。

苍术为菊科多年生草本植物,性温,味辛、苦,具有健脾、祛风除湿等功效,《神农本草》有其发汗、除湿、升阳气的记载。

闫小萍:临床治疗上经常用到这味药,但不是在风湿病的活动期,而是当关节出现积液时经常用。从中医角度来讲辛味能够发散,把风寒湿邪开散出去。另外,它还稍有点苦味,苦能够燥湿,能够胜湿。

闫小萍:苍术它还有点苦,拿苍术做了药膳,却不会很苦,只是在药膳当中稍微带一点苦味,要比苦瓜、西柚的苦味少多了。

这道薏仁苓术羊肉煲的制作方

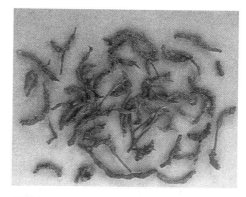

云连
【功效】清热燥湿,泻火解毒。

法是先将羊肉、羊脊骨放入开水中焯去血腥味,捞出在清水中洗净,然后再放入砂锅里,加入姜片、苍术、花椒、茯苓片、薏苡仁、白萝卜,用大火煮开后加入盐、白胡椒粉、料酒,这时候改用小火炖60分钟左右,60分钟后加入鸡精,最后撒上葱末,这样这道药膳就可以食用了。

闫小萍:茯苓起两个作用,一是健脾,恢复脾胃的正常功能,把水湿都清除掉。另外,它还给湿邪一个出路,通过利水把水湿除掉。

把所有的原料——薏苡仁、茯苓、苍术、白萝卜、羊肉、羊脊骨全部放在一起。对于风湿病患者来讲最突出的功效是能够祛湿、健脾胃、散寒祛风。在炎热夏季湿盛的时候,把偏异的湿热纠正了,发挥出更好的功效。

这道药膳不适合哪些人食用呢?

闫小萍:如果患者处在急性期,红、肿、热、痛明显,皮肤很热,口干、口臭,舌苔特别黄,小便也黄,大便偏干,那么用这道药膳就不太适宜了。

（陶　娅）

除痹止痛药膳——羌防翠藤鱼汤

关|键|词

羌防翠藤鱼汤有除痹止痛的功效

这道药膳主要的功效是除痹止痛。"痹"在中医里面是什么意思?

闫小萍(中日友好医院中医风湿病科主任医师):痹,痹者闭也,就是关闭的闭,即闭塞不通,中医讲不通则痛。什么叫作痹症呢?内经里就讲到风、寒、湿合而为痹,就是说风邪、寒邪、湿邪合在一起侵入人体,造成人体气血阴阳紊乱,造成气血不流通,所以这就是不通产生了疼痛,比如说肌肉的疼痛、骨的疼痛、筋的疼痛等。

那就把这道羌防翠藤鱼汤推荐给风湿病患者,希望能够帮助大家度过暑热。

这道药膳需要准备的原料有:羌活10克,防风10克,络石藤12克,西瓜翠衣30克,香菜6克,活鱼1条,葱、姜、蒜、料酒适量。首先将羌活、防风、络石藤用纱布包好放进砂锅,加入600毫升的水,用大火煮开,再用文火煮20分钟,之后去掉药渣留取药汁。将鱼去鳞去腮及内脏,洗净。西瓜翠衣切成片,葱切成段,姜切成丝,蒜切成片,香菜切成末,这样这道药膳的准备工作就完成了。

读者对这里面的几味药都不是很熟悉,如羌活、防风、络石藤。

羌活又叫羌青,是双子叶植物,羌活性温,味辛苦。《医学启源》中记载羌活具有散表寒,祛风湿,利关节除痹的功效,特别是对风湿症的骨关节酸疼有较好的医治作用。

闫小萍:羌活能够散风除湿驱寒,有祛湿、胜湿的功能,湿一祛,脾胃就不受湿困扰了,所以脾胃的功能就能很好地发挥出来,散寒、祛风、除湿。邪去掉了,气血通畅了,脉络通畅了,疼也就自然而然地消除了。络石藤是个藤类的药,藤络能够打弯,风湿病突出的特点就是四肢关节疼痛,取类比像,它能够驱除四肢关节闭塞不通的症状。

这道药膳的制作方法是:首先将鱼断开放入盛有水的砂锅内,放入葱、姜、蒜、料酒、盐,用大火煮开之后,改用文火煮20分钟左右,20分钟后再加入备好的药汁用小火煮,待锅开后放入西瓜翠衣,再用小火煮5分钟,最后撒上香菜末。这道羌防翠藤鱼汤就可以食用了。

闫小萍:这道药膳是比较平和的,夏天出汗比较多,吃这道药膳能够增强除痹止疼的作用,而且能够补充体液,补充水分。

(陶 娅)

虫草老鸭汤

给大家介绍一道非常熟悉、到饭店也经常会点的药膳就是虫草老鸭汤，推荐给老年慢性支气管炎的患者。老年慢性支气管炎在冬季多发，为什么推荐给朋友夏季来喝？实际上是中医"冬病夏治"的原理。

金世元（中药学家）：慢性支气管炎、哮喘还有肺气肿都是一些慢性病，大部分在冬季发病。冬病夏治，意思是说在冬天发病季节服药不能够除根、不能实际解决问题，在夏天不发病的时候，要培本，也就是辅助正气，增加人体的抵抗力，人体健壮了，即使在冬天发病的季节也很少发病或者是不发病了。

夏季的时候做好预防工作，等到冬季发病的概率就会低一些，一旦发作，可能也会比较轻。

制作虫草老鸭汤所需要准备的原料有：老鸭1只，虫草10克，红枣6枚，葱、姜适量。首先将宰杀后的老鸭洗净，控干水分。再将红枣洗净去核，姜切片，葱切段。这样这道药膳的准备工作就做好了。

冬虫夏草比较奇特，下面是虫，上面是草，是一个虫草结合体的药，这在中药里应该说不多见，这个冬虫夏草是怎么形成的呢？

金世元：冬虫夏草实际是一种昆虫。蝙蝠蛾的幼虫在冬季的时候，为了蛰居过冬，钻到土里头去了。在蛰居的过程当中，经过细菌感染，体内的营养物质都被吸收了，虫子死掉了。来年呢，从它的头部上长出一个菌座，呈棒状，这叫子实体和虫体的复合体。冬虫夏草必须得在3 000米以上高寒的地区、高山草甸上才有，而且很少，这个东西不能培植，至今没有研究成功。

金世元：冬虫夏草只能是野生的，并且产季还是很集中的，也就是端午节的前后20天。第一野生，不能培植；第二数量很少；第三产季集中，因此历来被列为中药的珍贵补品。另外它的补性不同于其他的药，补性非常强，比如人参鹿茸,特别是鹿茸必须得开处方才能卖,冬虫夏草历来就既是食品又是药物。它不同于人参鹿茸,不寒不燥,服了以后,补而不腻,这药是非常好的。另外这个东西伪品挺多。

那么怎样去鉴别真假冬虫夏草呢?

金世元:鉴别的时候首先看虫,看虫体,死的虫体好像蚕一样;另外背部有明显环节,20～30个;翻过来再看足,足是固定的,8对,其中中间的四对比较突出;它的颜色不能是黑的,好像棕色似的,因为它是寄生的东西,没有叶的绿色。虫子黄棕色,肥壮、光亮,折断后里面充满菌丝。

这道汤的具体做法是首先将切好的葱段、姜片、红枣、虫草放入洗净的鸭肚内,用牙签封口。再把装好药物的鸭子放进小锅,加入适量清水、盐、料酒,再将小锅放进已经倒好水的大锅内,隔水用文火炖1小时左右,这道滋阴润肺、润燥止咳,适合老年慢性支气管炎患者食用的虫草老鸭汤就可以食用了。

金世元:中医认为慢性支气管炎属肺气虚,得补,冬虫夏草既补肺又补肾,肺肾双补;另外配合老鸭,老鸭是一种滋阴补血、养胃生津的药,两种东西配合以后,可以说是互相促进,相得益彰。

什么样的人群不适合吃,或者应该少吃这个虫草老鸭汤呢?

金世元:如果说是没什么病,身体挺好的,不需要进补。不需要进补的时候不必过多吃这种保健品、营养药,补不好要出事。

(赵　玮)

川贝杏仁蒸雪梨

关键词

川贝杏仁蒸雪梨可以清热降火,润燥止咳

给大家推荐一道对小孩咳嗽有辅助治疗作用的药膳。孩子常有咳嗽的症状,而且吃消炎药不是很管用,为什么在秋季,小孩会出现这样的症状呢?

金世元(中药学家):中医有一个理论叫秋燥,到秋天了,气候干燥,人随之也会发病,干燥病特别伤肺。这就是燥热伤肺。

为什么小孩更容易出现咳嗽的症状?

金世元:因为肺主皮毛嘛,小孩发育还没有完全成熟,形体未充,肌体脆弱,在秋季更容易发病,有一点外感风寒、风热,马上就要得病。另外孩子正在发育还属于纯阳之体,外感疾病很快就由热生火,因此容易发热、咳嗽。秋天气候干燥,小孩子容易患肺阴虚而引起的干咳,痰少,咽干口燥。小孩子咳嗽一般不易好,夜间咳嗽更重,这一类咳嗽就是秋燥伤肺。

川贝杏仁蒸雪梨对小孩咳嗽是有一定辅助治疗作用的。

金世元:民间老百姓都知道,孩子咳得紧,买点梨给孩子煮着喝,但是一般很少放川贝,川贝和梨配伍起来,是一种治疗秋燥咳嗽很好的药膳。

制作这道川贝杏仁蒸雪梨需要准备的原料有:雪梨1个,川贝母10克,杏仁10克,冰糖适量。首先将雪梨洗净,再把川贝、杏仁分别捣成粉末待用,这样这道药膳的准备工作就做好了。

川贝母大家可能还都比较熟悉,我记得小时候咳嗽,父母就会给一些川贝口服液之类的中成药吃,但是怎么去识别川贝呢?

金世元:川贝母分三种,一种松贝母,一种青贝母,还有一种炉贝母,哪种最好? 松贝母最好。川贝母现在还没有培植成功,目前还完全靠野生,所以它也是比较贵重的。要辨别真假,首先拿来看一看,应该是两个鳞片,一个大鳞片紧抱着一个小鳞片,它是百合科植物,贝母属,有点像百合那种一瓣抱一瓣的。松贝是一个大鳞片抱一个小鳞片,行话叫怀中抱月,也叫观音坐莲怀抱子。把这两个鳞片破开之后,中间有两个小新芽。另外它还有一个特点,上面不能开口,都闭口,必须要抱得很紧,往这一立,还能够立得住。从药性来讲,川贝性质微寒微苦,养肺、润肺、养阴,能清虚热、止咳嗽,不是很苦。

具体做法是先将雪梨从当中横着切开,去掉梨核,将捣成粉的川贝母、杏仁混合在一起,装进掏空的梨中,盖上梨盖,放入小碗,再加入冰糖和适量清水,放入蒸锅,大火蒸30分钟左右,这道清热降火,润燥止咳的川贝杏仁蒸雪梨就做好了。

很多人都很喜欢吃梨,但是一直有一个问题困扰大家,咳嗽的时候,把梨蒸熟了吃,还怪麻烦的,削了皮,直接吃更省事。生吃和熟吃,在功效上有什么不同吗?

金世元: 其实蒸熟以后能够滋阴养肺,生吃的时候,大部分是为了清肺热、清火,生吃和熟吃效果是不一样的。生吃的时候,清肺热的作用强;熟吃的话养肺阴,润的效果更强一些。

有咳嗽症状的孩子,用了这道药膳以后,应该能够平安地度过秋季。

(赵 玮)

美容药膳——阿胶羹

关键词

阿胶羹可以养血润肤,容颜悦色

陈彤云(著名中医皮科专家、教授): 古代四大美人的皮肤当然是首推杨贵妃,不过这个来自文献。唐代的诗人白居易曾经这样描写过杨贵妃的皮肤:"春寒赐浴华清池,温泉水滑洗凝脂"。凝脂就是说杨贵妃的皮肤非常细嫩光滑。

很多女性朋友诉苦,说秋天皮肤干,面色不太好,所以都很发愁。那为什么杨贵妃的皮肤那么好呢?

陈彤云：杨贵妃吃的某种东西在当时是不为人知的，叫作阿胶。为了皮肤的漂亮，她天天都吃阿胶。给大家推荐的这道药膳阿胶羹，据说就是当年杨贵妃吃的，而且也是个民间验方。

制作阿胶羹需要准备的原料有：阿胶250克，黄酒450克，核桃肉150克，黑芝麻150克，冰糖250克。先把阿胶敲碎，捣成碎块儿，再用黄酒浸泡两三天左右。

陈彤云：为什么要用黄酒泡？《汉书》中说："酒是百药之长"。黄酒是中药丸散膏丹最主要的辅助材料。《本草纲目》谈到黄酒能够通血脉、活血、养血，而且还能够润皮肤。为什么要用它来制作丸散膏丹呢？因为它加强了药性，很快能使药性达到全身。《本草纲目》提到60多种药酒，都是用黄酒浸泡的。黄酒每个人都可以喝，适量的黄酒对人体有好处，可以润肤，活血。

阿胶羹的做法是直接把黑芝麻倒进锅里干炒，等到黑芝麻的香味溢出来就可以装盘了。把已经用黄酒泡化的阿胶搅匀后，再倒进事先煮开的水里，放进冰糖一起熬。利用熬阿胶的时间，把核桃仁拍碎备用，炒熟的黑芝麻也用同样的方法切碎备用。然后把碎黑芝麻和碎核桃仁放进锅中一起搅匀，熬成糊状就可以盛出来了。等阿胶冷却以后，就会呈冻状，每天早晚各吃一勺。

养血润肤，容颜悦色的阿胶羹热的时候有点像黑芝麻糊，放凉以后有点像龟苓膏。当然阿胶羹的美容功效比龟苓膏还要好一些。

中国人使用阿胶已经有2 000多年的历史了。对它的记载最早始于《神农本草经》，古方是用含胶率很高的山东黑驴皮，在炭火上熬炼七七四十九天，才能取得真胶。真胶浓缩成固体，切成长方形的条儿就是阿胶。质量好的阿胶很容易敲碎，味道有点甜，没有腥气。

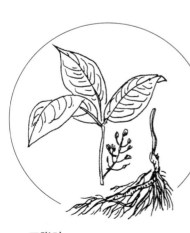

三张叶
【功效】舒筋活血，祛风除湿。

陈彤云：阿胶是一种甘平的药，有补血的作

用。我们把阿胶叫作"补血圣药"。吃了阿胶的确是不一样,有些患者月经不调,月经量少,用一些阿胶,很快月经量增多,而且面色变亮、红润了。

有一些女性朋友说用了阿胶以后,会出现肚子胀的感觉,这又是怎么回事呢?

陈彤云:阿胶有些滋腻,吃的时候要注意,不能多吃,否则吃了以后反而吃不下饭,因为胃肠功能不好,胃里胀,所以在这时候可以加点平胃散,平胃散是什么?苍竹、厚朴,或者吃一点酸的东西,像山楂一类的东西,佐着吃,以减少它的黏腻。

是不是所有的女性朋友都适合吃这道阿胶羹呢?

陈彤云:脾虚的人大便都比较软,容易溏泻,这些人就不适宜吃。还有就是如果体寒的人可以加一点东西,比如桂圆。肾虚的人也可以再配上一点枸杞。

在吃阿胶羹的时候,注意不要吃萝卜,也不要喝浓茶,因为那样的话会降低它的功效。刚才陈教授已经谈到了阿胶是"补血圣药",另外这里边的核桃仁、黑芝麻都有润肤黑发、延缓衰老的作用,所以这几种东西配在一起制作成的阿胶羹,应该说对于女性朋友是一道非常好的美容药膳。因为它能够养血润肤。

（张颖哲）

秋季润燥药膳——黄精煨猪肘

一立秋,按照中国人的传统,民间有一种说法叫"贴秋膘"。

陈彤云(北京中医医院主任医师):秋天我倒觉得不用"贴秋膘",而是需要保肺,要注意肺阴的保护,然后使我们的皮肤滋润有弹力,有光华。这里推荐的黄精煨猪肘,就具有润燥、美容功效。

制作黄精煨猪肘需要准备的原料有:黄精9克,西洋参5克,大枣5枚,猪肘750克,葱姜15克。

大枣、西洋参我们都比较熟悉了。这里面有一味药大家可能不是很了解,那就是黄精。

陈彤云:黄精这味药也是有悠久历史的。李时珍把它叫"宝药"。黄精是一种多年生草本植物。它的根状茎看上去像黄姜,也有的黄精根状茎上生有少量的须状根,这些根状茎都可以入药。经过黄酒炮制的黄精呈深棕色。人吃了能乌发驻颜,经常用它来治疗肺部疾病。

小的时候,听长辈们讲了一个关于黄精的传说:在古代,有个女孩儿因为父母逼婚,愤然离家出走,而且从此杳无音信。过了很多年以后,村民在一个山里发现了这个女孩儿,感觉到很奇怪,就是很多年过去了,这个女孩儿的容貌依然和当年一样。当时村民就劝她回家,这个女孩儿婉言谢绝,一转身就走了,有点像仙人的那种感觉。后来,人们在这个女孩儿栖身的洞里发现她吃的食物就是黄精。

陈彤云:宋朝的《太平圣惠方》是非常有名的一部书籍,也记载着有关黄精美容的方剂。谈到一个药方叫"祛老美容丸",以黄精为主,加上地黄、蜂蜜。常年吃"祛老美容丸",皮肤像小孩一样光亮。《太平圣惠方》有这个记载,所以现在也把黄精列入常用的美容药。

制作黄精煨猪肘的方法是先把猪肘的骨和肉分开,将肉切成大块,再把切好的肉块放进沸水锅内焯去血水,加上料酒去掉腥味,捞出放进清水中洗净。接着把西洋参和黄精装进纱布袋里,扎上口备用。把大枣洗净,姜切成片、葱切成段待用。把肉和药包、葱姜、大枣这些材料一起放进砂锅里,等大火煮沸后,放入盐和鸡精,之后稍微搅拌一下,改用文火继续煨,煨到猪肘皮酥烂的程度就可以起锅了,这样这道滋阴润肺,美容养颜的黄精煨猪肘就可以食用了。

安徽省九华山上有一座寺庙,万年寺,寺里有一具已经有360多年历史的和尚"木乃伊"。这个和尚活到126岁,后来发现他吃的食物里面也有黄精。

陈彤云: 现代科学考察,黄精有润燥、养阴作用,而且可以代替粮食,它含有多种氨基酸、多糖,另外还有对人体有效的微量元素。

陈彤云: 在吃这道药膳的时候,应该注意脾虚的人,平时痰很多,就不适合吃黄精。而干咳没有痰,特别需要黄精。也就是说在干燥的秋季,咳嗽无痰,很适合;痰多,就不适合吃这道药膳了。

(张颖哲)

降压药膳——松针鳜鱼

曾经有一则报道说,一位德国冰川学家在格陵兰冰原下3 200米钻探出冰核,发现了一个200万年前的鲜松针。当时我就觉得这太神奇了,在这么冷的地方,这个松针居然能够成活。

杨国华(中国中医研究院望京医院主任医师): 松针在中国古代的一些医学著作上就开始有记载,比如《神农本草经》写道:"松为仙人之食物"。"仙人"可能是指神仙,古代也用来代替对长寿之人的称呼。

给大家推荐的这道药膳叫松针鳜鱼,松针鳜鱼需要准备的原料有:松针30克,鳜鱼1条,葱、姜、蒜适量。

为什么这个松针具有降压的功效?

杨国华: 第一,松针里有一种叫松针精油的物质,它当中的不饱和脂肪酸能够降低人的血脂、胆固醇一类,所以降低了血液的黏稠度,血液通畅,血管的紧张度、血管的硬化程度降低。第二,发现它对血压有双重的调节功能。

杨国华：《本草纲目》中就有松针的记载。松针既能够补肝、补肾、补肺、补脾，还能够除五脏的毒，治疗风湿痹症，所以说它对身体有一个整体的调节作用，既能补，又能祛邪，《本草纲目》对它还是很认可的。

松树本身也是常青树，寿命很长，而且耐严寒、耐高温。

松针鳜鱼的具体做法是先将鳜鱼去鳞、去内脏，清洗干净，然后在鱼的背部片一刀，这样可以让调料更好地渗透到鱼肉中，接下来把鳜鱼放在铺好松针的盘中，将葱切段、姜切片，之后把切好的葱段和姜片塞进鱼肚中，这样可以去掉鱼的腥味。然后在鱼的上面铺上一层松针，如果还有剩余的松针，可以切成小段塞进鱼肚中，这样，松针的香味和汁液就通过鱼的上、中、下三部分充分融入鱼肉中了。这时把铺好松针的鳜鱼放入煮开的锅中，用文火蒸大约20分钟，20分钟之后先把鱼拿出来，拿掉鱼身上和肚中的松针及葱姜，再切些葱丝和姜丝铺在鱼上。在炒锅中放适量油加热，待油三成热的时候，均匀地浇在葱姜上，再放入一些酱油调味，最后，还可以放几根香菜进行点缀，这样这道松针鳜鱼就做好了。

杨国华：刚才我们是用清蒸的方法，其实如果单纯用松针来降血压的话，可以煮茶喝，也可以煮粥，最简单的可能就是煮茶喝，甚至可以直接泡水喝。

杨国华：就跟平时煮中药的方法一样，一般水盖过药面大概2厘米左右，这样量就比较好掌握，第一煎大概煮10~15分钟，第二次再放一些水，一般来说盖过药面大概1厘米左右。第二煎煎的时间长一些，让有效物质释放出来，然后两煎混合着喝。

杨国华：用松针来降血压我不主张替代降压药，该用西药时用西药，或者在医生的指导下进行合理使用。

这道降压药膳松针鳜鱼推荐给朋友们，如果您是高血压患者的话，不妨试着做一做，希望这道药膳能为您的血压带去一份平稳。

（郭 红）

旱蒸贝母鸡

秋季一到,明显就有很多燥的症状,我已经开始有一些咳嗽,周围也有很多人都会感觉到嗓子不舒服,这是不是秋燥开始了呢?

杨国华(中国中医研究院望京医院主任医师):中医一直有这种说法,每一个节气、每一个季节都有一定的气,秋季是燥所主的,所以在这时候,你可能会表现出各种各样燥的症状,比如说眼睛干,鼻子干,嗓子干,连皮肤都会干燥,所有燥的症状在这个季节都会体现出来。

杨国华:秋燥各有不同,主要有两种。一种是所谓的温燥,一种是所谓的凉燥,以中秋节为一个界定点。

杨国华:夏天把热气一直带到秋季,这时候称之为温燥,温燥的症状是全身怕热,有一些汗,嗓子偏痛,然后脉搏会比较快,舌头上更红一些。中秋节以后也表现出燥,随之而来的是冬季,冬季呢寒气就上来了,所以中秋节以后表现为凉燥,非常容易理解。这时候凉燥出现的症状是人全身怕冷,或者怕风的症状比较明显,舌头的颜色相对淡一些,脉相对缓一些,风湿类疾病患者全身的骨节更加疼痛,这时候即为凉燥。凉燥或者温燥共同出现的症状就是前面所提到的燥的表现。

杨国华:对肺来说呢,燥的表现是干。嗓子干,鼻子干,口干,连咳嗽都是干咳。

真是深有体会,每次觉得咳嗽的时候都有一种症状,就是肺部有点像冒烟的感觉,所以,如果我们要是想止咳的话是不是应该先润肺?

杨国华:先润肺,也就是因为有燥邪嘛!所以用润燥的方法来治疗。

给大家推荐的这道药膳应该说很适合这个节气,这道润肺止咳的药膳叫旱蒸贝母鸡。旱蒸贝母鸡需要准备的原料有:鸡1只,川贝10克,花椒10克,葱、姜适量。首先把鸡的内脏去掉,用清水洗干净,然后放入盛好水的锅中,再把川贝拍碎备用,姜切片,葱切段,准备工作就做好了。

这道旱蒸贝母鸡中用了川贝母,贝母主要有川贝母和浙贝母,这两者在止咳功效上有什么区别呢?

杨国华:川贝母有润肺的功能,它的性比较凉,但是其本身属甘,也就是甘甜,有一些补养、润肺的功能,在临床上更适合于久咳的患者;浙贝母偏苦寒一些,泻火、泻热的功能更强,更适宜于刚患感冒、热象或者痰火比较明显的患者。也就是说川贝更偏润肺,浙贝偏清,清火、清热。

川贝不如浙贝那么寒凉,所以我们这道菜里适合用川贝母。

旱蒸贝母鸡的具体做法是先把切好的一部分姜片、葱段放入锅中,再放入焯过水的鸡、拍碎的川贝搅匀,然后加入酱油、盐,用中火煮30分钟。30分钟后,把鸡从锅中捞出来,这时候再把其余切好的葱段和姜片放入鸡肚子中,为了让鸡肉的味道更好一些,还可以放一些花椒,在鸡的表面撒适量盐并抹匀,然后再用保鲜膜把鸡密封起来,上锅隔水蒸20分钟,这时候一定要用小火,20分钟后鸡就蒸好了,拿出来之后把鸡肚子里的葱姜以及花椒倒出,将鸡肉切开装盘。这样一道香喷喷的旱蒸贝母鸡就做好了。

旱蒸贝母鸡地道的要用贝母之乡松潘一带的鸡。有一种专门吃川贝母长大的野鸡叫贝母鸡,体内贝母碱的含量很高,鸡本身的药用功效就比较强,当然现在很难找到贝母鸡,所以也可以用一般的鸡来代替。

杨国华:鸡是比较平和的食物,它的功能相当好,既能补五脏,还能填精髓,不过于燥也不过于寒,所以大家都比较能接受,但在选材上要注意。

杨国华:比如鸡的饲养时间不同,公母不同,它的阳性或者阴性都会有不同。小公鸡和老母鸡更加偏阳一些,也就是说更加能够起一些温补的功能,适合有气虚、阳虚,容易劳累,或者怕风、怕冷,时不时觉得气短的患者。老公鸡和小母鸡偏阴性,对于阴虚体质的人更适合,这类人可能手心、脚心偏热一些,晚上睡觉容易出汗,体质瘦弱,这时用老公鸡或者小母鸡更合适。

我们就把这样一道具有润肺、降燥、止咳功效的药膳推荐给有咳嗽症状的朋友们来食用,希望能够对缓解症状有一定的帮助。

(郭 红)

银 杏 鸡 丁

大家很想知道如何在秋季做一些预防工作,以防止哮喘的发病。

罗卫芳(中国中医研究院养生研究室博士):这个季节是哮喘高发的季节,因为哮喘病多发于气候骤然变化的季节。换季的时候,气温起伏不定,哮喘患者往往增多。这个时候可以适当吃一些药膳来预防哮喘病的发作。

我们给大家推荐的银杏鸡丁就具有这样的功效。制作银杏鸡丁需要的原料有:银杏20克,鸡肉500克,鸡蛋2个,葱和姜适量。首先把银杏去壳,用温水浸泡2～3个小时,泡好之后将银杏的胚芽剥去,再用开水焯一下放入盘中备用。接下来把鸡肉切成丁,放入盐、料酒、味精,再放入蛋清,然后加两勺淀粉拌匀。将姜切片、葱切段,准备工作就做好了。

说到这个银杏,给我印象最深的就是每到秋季的时候,银杏树黄黄的叶子,非常漂亮,我们知道银杏树在地球上存活的时间很长了,一亿五千万年,被科学家称为植物活化石。

罗卫芳:另外银杏还有一个特点,由于它从栽种到结果需要二三十年的时间,所以又被称为"公孙树",什么叫"公孙树"呢? 就是说爷爷种树到孙子的时候才能吃到白果。

另外我知道民间关于银杏有这样的一句歌谣:"银杏甘苦肺肾经,镇咳祛痰定喘灵"。从中我们能看到银杏止咳定喘的功效,是不是它可以治疗所有的咳嗽哮喘呢?

罗卫芳：不一定，如果咳的痰非常黏稠，而且色黄，有时候咳嗽还带有发热，这个时候是不可以用银杏的。

罗卫芳：这个药膳里的银杏其实是银杏的果实。对银杏叶子的研究是非常广泛的，因为银杏叶的提取物对于高血脂、冠心病都具有非常好的治疗作用，银杏叶还有抗氧化自由基，所以它具有提高免疫力、延缓衰老的作用。

这样说的话它的用途就更广泛了。

罗卫芳：现在血脂高的人很多，可以用银杏叶的提取物来降血脂，另外它美容养颜、抗衰老的功效，民间也有这样的实践。

银杏鸡丁的具体做法是先在锅中放入一些油加热，把银杏用油炸一下捞出备用，再把鸡丁放入锅中过油，待鸡肉变色就可以控油盛出备用。然后在炒锅中放少量的油，把葱姜煸一下，再把鸡丁放进去翻炒几下，然后加盐、味精、酱油、糖还有五香粉，和鸡丁一起炒匀，最后放入银杏，加两勺淀粉进行勾芡，再淋入一勺麻油就可以起锅装盘了，这样这道银杏鸡丁就做好了。

这道银杏鸡丁药膳，把银杏和鸡丁合在一块以后，最突出的功效是什么？

罗卫芳：中医认为鸡肉也是有性味的。鸡肉的性味是甘温的，可以补气，还可以健脾胃，所以把银杏和鸡肉搭配在一起，除了定喘咳以外，还有补益脾胃的作用，因为中医认为咳嗽和脾胃是有关系的，所以健脾胃可以促进咳喘的痊愈。

罗卫芳：银杏是有毒的，银杏之所以有毒，是因为银杏的果实中含有氢氰酸，氢氰酸中毒的话，人会表现为呼吸困难，然后就是发热、烦躁。这道药膳制作关键是要去除银杏果实中的氢氰酸。把银杏果实的硬壳去掉，在水中浸泡2～3个小时，然后把果仁剥开，去掉其中的胚芽，在开水中再焯熟。经过这些加工过程之后，再油炸，然后和鸡丁一起炒。另外这道药膳在制作过程中还应该少放盐，哮喘和原

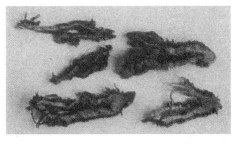

味连片
【功效】清热燥湿，泻火解毒。

发性高血压的发生,都是和高盐饮食有关,所以这道药膳一定要少放盐,以清淡为佳。

(郭　红)

南北杏仁炖雪梨

关|键|词

南北杏仁炖雪梨有清热生津,润肺祛燥之功效

北杏仁偏温,有宣肺止咳、化痰、润肠通便的作用。南杏仁虽然不被入药,是人们生活当中的一种食品,但它含有丰富的维生素E和低饱和脂肪以及低胆固醇,因此一些肺病、癌症晚期、糖尿病、高血压、高血脂患者长期服用对身体还是比较有益的。

下面这道药膳,就用了南北杏仁,做成南北杏仁炖雪梨。制作南北杏仁炖雪梨需要的原料非常简单:南杏仁10克,北杏仁10克,还有雪梨一个,再加30克冰糖就可以了。

刘树春(北京中医医院耳鼻喉科主任医师):我们一般入药的是北杏仁,北杏仁的临床药物作用关键是含氢氰酸,是有毒性的。

刘树春:我们的药效也是靠氢氰酸,就是掌握一定的量,杏仁氢氰酸对呼吸中枢有一定的镇静作用,通过对呼吸中枢的镇静作用来起到止咳平喘的功效。

应该怎么吃,既不会中毒又能够发挥一定的作用呢?

刘树春:在温火中炒,通过炒制,去掉它的皮,氢氰酸会得到一定的分解,苦味也大大减轻,又保护了药效。因此在用北杏仁的时候,要有量的制约,大

概10克左右,一般是我们药用的量。

杏仁主要有润肺的作用,女性朋友更关注它美容的功效。关于杏仁还有一个传说,相传在清朝的时候,宫中的香妃深得皇帝的宠爱,她肌肤滑嫩,冰清玉洁,另外身上散发着一种香气,把皇帝迷得神魂颠倒,因为她除了擦麝香水以外,还吃杏仁,结果引得宫中其他女性纷纷效仿。

一般从市场上买来的南杏仁都是带皮的,所以要先浸泡和去皮,而北杏仁要从药店购买的,所以都经过炒制去皮了。接下来将洗净的雪梨切成小块,然后将切好的雪梨以及准备好的南、北杏仁和冰糖都放入加有清水的炖盅里面,炖上1个小时之后就可以食用了。

南北杏仁炖雪梨可以清热生津、润肺祛燥。

南北杏仁炖雪梨用了两种杏仁,实际上杏树一身都是可以入药的对吧?

刘树春: 从中医角度讲杏叶可以治疗与眼睛相关的疾病,比如说眼睛的红肿、水肿,用杏叶可以起到一定的功效。杏的枝条可以治疗跌打损伤造成的瘀血肿痛。春季开的杏花,一般可以治疗女性相关的疾病,对关节肿痛也可以起到一定的效果。

杏这个植物好像和医药界有着不解之缘。相传在三国时代,东吴有一位名医叫董奉,住在庐山,为贫苦的劳动人民治病,治完病以后他不收钱。他说如果我治好了你的病,是小病,你就种1棵杏树;大病痊愈,你就要种5棵杏树。结果几年过去了,一片杏林种起来了,所以后来庐山杏林成为医药界的一段佳话。

刘树春: 这位名医不仅没有索取报酬,还把树上结的杏送给这些没有钱的患者,让他们用杏来换取药品,因此为中医传出佳话,叫"杏林精神"。

杏仁并不是适合所有人食用,因为它含有大量的脂肪油,婴儿和正处在腹泻状态的人一定要小心食用。另外还有一点需要注意的就是,在吃北杏仁的时候一定要小心,因为它有一定的毒性,所以在吃的时候一定要做熟了再吃,要控制在10克以内,以免它的毒性损伤身体。

（宋　铮）

罗汉果煲猪肺汤

刘树春（北京中医院耳鼻喉科主任医师）：罗汉果是我们做药用的。不过要是沏茶的话，最好少放一点儿。因为它的糖分很高，多了可能过甜，所以说适量就可以了，一般半个，把它切开，就足够了。它可以治疗嗓子疼，或者是声音嘶哑。罗汉果还是世界上四大饮品之一，茶叶、咖啡、可可，剩下就是罗汉果了。

我们要给大家介绍的这道药膳实际上就是用罗汉果来做的，叫罗汉果煲猪肺汤。

制作罗汉果煲猪肺汤需要准备这样几种原料：罗汉果1个，还有猪肺1个，为了好吃，可以再配上白菜叶200克（4两），以及调味用的陈皮和葱、姜适量。

罗汉果的皮很薄很脆的，果肉是暗黄色的，它生长在南方，像广西桂林、福建。结的果实原来是黄绿色的，烘干以后利于保存，就变成了棕黄色。

刘树春：中医认为罗汉果性味偏寒凉，可以清热，在治疗肺和大肠的疾病方面，它是比较有特性的，可以清热、润肺、利咽、止咳，还有润肠通便的作用。罗汉果的维生素C含量很高，高于其他食品许多倍。药用价值也还是比较高的。

我们这道药膳的具体做法是先将罗汉果的黄色外衣去掉，因为罗汉果的糖分比较高，所以我们做菜用一个就够了，去掉外壳后将罗汉果分成小块。为了便于入味，可以将洗净的白菜切一下，再将准备好的猪肺也切成小块，为了去除血污，还要用开水将切好的猪肺焯一下，焯好之后就可以直接放入装有清水的煲里面，再加入葱、姜、陈皮以及罗汉果，加一点儿料酒撒点儿盐，搅拌均匀后用中火加热，需要1个小时。1个小时之后加入白菜叶，继续煮5分钟,最后依据个人口味放入调味品,搅拌均匀,这道罗汉果煲猪肺汤就可以食用了。

说到这个罗汉果,有一个关于它的传说。相传在很久以前,有一个郎中的母亲患了咳嗽,久治不愈,他很苦恼。有一天上山砍柴,不小心被一只野蜂把手臂给蜇了,蜇的地方很快肿起来而且很痛。这时候他就随手把身旁青藤上的果子摘下来,吃了以后觉得味道不错,然后弄点汁,顺手这么一涂,结果没想到,忽然觉得,咦~胳膊在消肿,回家以后被蜂蜇过的地方就消肿而且不痛了。罗汉果还有消肿止痛的功效。

刘树春:因为罗汉果性味偏凉,有清热的作用,可以治疗咽喉肿痛,因此,它的果汁外用也可以起到消肿止痛的效果。更神奇的是,他摘了很多果子回去给母亲吃,吃了一段时间以后,奇迹发生了,母亲的咳嗽痊愈了,咳喘也好了。因为这个郎中的名字叫罗汉,所以这个果子就被叫作罗汉果。

这道罗汉果煲猪肺汤不适合什么样的人呢?

刘树春:如果说咳嗽痰稀,跟水一样、跟泡沫一样、跟唾液一样的,就不太适合了。另外因为罗汉果里含有比较高的糖分,因此糖尿病患者或者血糖偏高的患者,以及容易反胃酸、胃不太好的患者,平常容易出现肚子胀、腹泻的患者,不太适宜服用。

具体做法是准备罗汉果1个,猪肺1个,白菜叶200克,陈皮、葱、姜适量。将罗汉果去壳、分成小块,将白菜改刀,将猪肺切块,用开水焯一下。将猪肺、葱、姜、陈皮、罗汉果放入煲中,加入适量料酒、盐,煲1小时左右。再加入白菜叶煮5分钟,最后加入牛肉粉、味精等调料。

罗汉果煲猪肺汤有润肺止咳、化痰祛结的作用,在干燥的秋季,多吃一些这样的药膳可以润肺止咳。另外,罗汉果还有一种最简单的做法,就是把罗汉果的外壳去掉以后,将里面的果实、果仁切成小块,然后泡水当饮料来喝,那些咽喉肿痛、牙龈肿痛以及大便干燥的朋友,尤其适合,既简单又有效。

（宋　铮）

双钩牛膝乳鸽煲

可能是由于生活节奏快，工作太紧张、太劳累的缘故，周围得高血压的人越来越多，而且趋于年轻化，它会对身体带来怎样的危害？

程海英（首都医科大学附属北京中医医院主任医师）： 可能会出现一些不舒服的表现症状，比如说头疼、头晕等，如果血压升高比较明显的话，可能还会引发其他的疾病。心血管病、脑血管病、肿瘤是三大致死疾病，其中心血管病、脑血管病很大程度上是由于高血压引起的。

给朋友们推荐一道具有降血压功效的药膳——双钩牛膝乳鸽煲。

这道药膳需要准备的原料有：乳鸽 2 只，钩藤 10 克，牛膝 10 克，枸杞 3 克，葱、姜、大料适量。首先把姜切成片，葱用刀拍松备用，接下来将钩藤和牛膝分别用纱布包好。其中牛膝不宜久煎，否则会削弱药效，因此先将牛膝药包放入水中煎煮 20 分钟，留取药汁备用。这样，这道药膳的准备工作就做好了。

我觉得钩藤这个名字起得特别好，非常形象，还带着两个钩。《红楼梦》里有一段是说钩藤的：薛蟠的妻子当时不听薛宝钗的劝告，借酒发疯，然后引得薛姨妈怒发冲冠，肝气上逆，感到眩晕和头痛，当时宝钗就让人抓几钱钩藤，煎了一碗浓浓的汤药给母亲喝，薛姨妈稍微安静下来，过了一会就睡着了，肝气也平抚下来。现在看来薛姨妈当时的眩晕、头痛症状很像血压升高，这个钩藤降血压的功效真是很神奇呀。

程海英： 药理研究证实，钩藤有降压作用，有人还用钩藤和复方降压片进行临床降压作用对比，发现两者没有太大的差异，就说明二者的功效都是确切的，但是钩藤的优势在于它还有镇静的作用。薛姨妈喝了以后还睡了一小会。由此钩藤确实是治疗血压高的一个非常好的药。

这道双钩牛膝乳鸽煲具体做法是这样的：首先将乳鸽去掉爪子和尾部，

放入温水中加入适量的料酒焯一下,这样可以去掉乳鸽的血腥味,再把乳鸽放入清水中洗净。接下来将洗干净的乳鸽放入盛有开水的砂锅里,加入葱、姜、大料、钩藤药包和枸杞一起用大火煮,锅开以后再改用文火炖30分钟,30分钟之后把事先煮好的牛膝汁倒入锅内,然后加入盐、味精和白胡椒粉搅拌均匀,接着用文火再煮10分钟。10分钟之后,将锅里的大料、葱、姜和药包挑出来,这道药膳的制作就完成了。

程海英:钩藤这个药材,有双钩,有单钩。如果想达到比较好的降压效果,最好选用这些有钩的,而且要上下都连着枝的,那是最好的药材,效果最好。

这道药膳是具有降压功效的,推荐给高血压患者食用,食用的时候需要注意什么呢?

程海英:很多高血压患者患病时间比较长,年事也高,体质相对虚弱,这时候用钩藤,可以通过两个途径弥补:一是减少用量,比如说年轻人用15克,那么老年人体质弱的用9克、10克;二是适当加一些具有补益作用的药物,配伍起来既能补虚扶正,又能祛实。

高血压患者在食用这道药膳的时候,降压药是不能停的?

程海英:因为药膳是起辅助作用,要调整降压药物,还是要到医院向医生咨询,千万不要随意减量,以免贻误病情。

双钩牛膝乳鸽煲可以镇惊平肝,降压降脂。我们把这道药膳推荐给高血压的患者,希望他们能够心平气和,保持血压平稳,身体健康。

（陶　娅）

杜 仲 腰 花

罗卫芳（中国中医研究院养生研究室博士）:中医有这样一种治疗方法,

就是以脏补脏,比如说用猪心来养心血安神、定志,用羊肝丸治疗目干涩、夜盲。所以说以脏补脏在中医实践中还是常见的。我们给大家介绍的这道药膳叫作杜仲腰花。

做这道药膳需要准备的原料有:猪腰1 000克,杜仲12克,青椒2个,葱、姜各适量。首先把杜仲放入水中煮20分钟左右,将猪腰切成网状的腰花,青椒切成小块,最后把葱、姜分别切成片,这样准备工作就做好了。

这道药膳里的主药就是杜仲,用了12克。相传在很久以前,有一对母子,母亲身体不好,腰痛非常厉害,他们家境贫寒,靠儿子上山砍柴为生。儿子名叫杜仲,经常上山砍柴,也患了腰痛病。有一天天气很热,儿子出了很多的汗,就把上衣脱掉靠在一棵树上,靠了很久,后来发现腰痛大有缓解。以后每每砍柴的时候,腰一痛就把衣服撩起来,让皮肤直接贴在那棵树上。时间长了他就想,这棵树是不是真的能够治疗腰痛,为什么我每次靠上去都会感觉很好?于是他就把树皮刮下来拿回家,绑在母亲腰痛的位置上,结果很神奇,一段时间过后,母亲的腰痛也好了。后来人们为了纪念这个小伙子,就把这味药叫作杜仲。我觉得这传说很神奇,居然靠在树上,或者把树皮绑在腰痛的位置,就能治疗腰痛。

罗卫芳: 皮肤直接和树接触,杜仲的药效成分有可能透过皮肤渗透到体内,发生作用。杜仲最突出的功效就是补肝肾、强筋骨。

具体做法是首先把切好的腰花用淀粉搅拌,这样可以保持腰花的鲜嫩可口,然后依据口味加入适量的鸡精、盐、料酒、味精,拌匀之后把腰花放入油锅中过一下,等腰花变色之后,就可以将油控干放在一边备用。在炒锅中放入少量的油加热,再把葱、姜以及青椒片倒入炒锅中煸炒,这时再把过好油的腰花倒

三楞草
【功效】治风湿,筋骨痛,左瘫右痪。

173

入锅中,加入盐、酱油、味精、糖和五香粉,把这些调料和腰花一起炒匀,最后再放几勺淀粉勾芡,翻炒片刻就可以起锅装盘了。最后一道程序就是把煮好的杜仲汁均匀地浇在腰花上,这样一道具有补肾功能的杜仲腰花就可以食用了。

罗卫芳:在药用的时候,我们一般用杜仲树的树皮,它呈片状或者蜷曲状。《本草经集注》里面就有记载,什么才算是上好的杜仲?把它折断,有像棉纤维一样的白丝,所以杜仲又有一个别称叫木棉。

罗卫芳:在日常生活当中,如果用于药膳,一般是把杜仲煎成药汤,然后再把药汁加在膳食里。

中医有一个原则,就是用寒远寒,用热远热,也就是性质寒凉的药物,一般不在寒冷的冬季使用;性质温热的药物,一般不在炎热的夏季使用。那么杜仲腰花什么时候吃最合适?

罗卫芳:中医的确有这样一个用寒远寒、用热远热的用药原则,但是这个原则也不是绝对的。《黄帝内经》里就提出春夏养阳秋冬养阴,春夏养阳逐渐发展为冬病夏治。比如说哮喘容易在冬季发作,而现在经常在夏季来治疗,在三伏天,而且是用辛温的药物来治疗。贴的膏药里有一味白芥子,它就是典型的辛热药。所以冬病夏治和用热远热是不矛盾的,中医讲究辨证论治,具体问题具体分析。具体到这一道菜,杜仲是温性的,腰花是凉性的,一组合性味就很平和,所以只要针对肾虚症,可以四季食用。

罗卫芳:这道杜仲腰花非常适合肾阳虚的人食用。肾阳虚比较典型的症状就是腰膝酸软,容易疲倦。男性阳痿遗精,水肿、夜尿比较多,这样的人群都可以食用。

(郭 红)

三七党参炖兔肉

有一种药材长得跟生姜相似，实际上很名贵，而且说出来以后大家会觉得都很熟悉，它就是三七。三七是云南白药的主要成分，它还有一个名字叫"金不换"，由此可见其药用价值。

程海英（首都医科大学附属北京中医医院主任医师）：三七的临床应用范围非常广，它能治疗各种出血症，对于高血脂很有效果。另外，脑部损伤也可以用。不管是内用还是外用，都可以。

三七还有一个传说。相传很早以前，有一家田姓兄弟，突然有一天弟弟流鼻血不止，哥哥就从院子里挖了一棵草，然后煮了汤给弟弟喝，弟弟喝了这个汤药，症状开始减轻，3天以后痊愈，后来发现这种植物是要生长到3年的时候才可以用来治病，否则就无效。当它生长到7年的时候，治病的效果最好。3年生长然后入药，到7年效果最好，所以叫它三七，由于是田氏兄弟发现的，所以也叫田七。

三七属多年生草本植物，生长在潮湿地带。三七性温，微苦。《本草纲目拾遗》中记载，三七根、茎、叶均可入药，具有止血、活血、化瘀、降脂的作用，民间历来有人参补气第一，三七补血第二的说法。

要给大家推荐的这道药膳是对冠心病患者具有一定辅助治疗作用的药膳，名字叫三七党参炖兔肉。

这道药膳需要准备的原料有：兔子1只，三七10克，党参10克，葱、姜、蒜适量，大料花椒适量，香菜2根。首先将党参、三七分别用纱布包好，再把花椒、大料用纱布包好备用，兔子洗净切成块。然后将葱切成段，姜切成片，蒜用刀拍松，这样这道药膳的准备工作就做好了。

程海英：三七能止血，又能活血，止血大家都容易理解，那么活血是什么意思呢？活血即化瘀，止血后会形成一个血痂，血痂如果在血管里，就是一个异物，就要把血痂化掉，让血管通畅。三七既能止血，又能活血，所以各种出血症都能用。三七还有比较好的降低胆固醇、降低三酰甘油的作用。

　　具体做法是首先将备好的兔肉放入开水锅中，加入适量的料酒，焯去血腥味。然后把兔肉捞出放入清水中洗净，再把药包和花椒大料包一起放入锅中用大火煮开，放置10分钟之后把焯过的兔肉放进砂锅里，加入备好的葱、姜、蒜，用大火煮，等到锅开以后加入盐、鸡精，然后改用文火炖40分钟，40分钟之后把药包、大料包、葱、姜、蒜挑出来，最后放入香菜，这样这道活血散瘀、补血降脂的药膳就做好了。

　　刚才我们对三七的治疗作用有了一定的了解。我身边还有一些朋友虽然还没有戴上冠心病的帽子，但是血黏度、血脂都偏高，情绪激动的时候还会出现胸闷、心慌症状，在这种情况下可不可以服用三七呢？

　　程海英：血黏度增高，血脂增高，本身就会导致供血不好。正常状态下可能不明显，劳累运动以后症状就突出了。这个时候可以服用三七，活血化瘀通脉，把血黏度降下来，保证正常的血液供应，对身体是有益处的。

　　程海英：另外，这个药膳里还有一味药就是党参，党参是补气的，党参和三七配伍以后达到气血双调的作用。中医认为血液要在血管里正常运行，要有气的推动，如果没有这个推动力运行也就缓慢了，所以这两个药配合在一起等于气血双调。冠心病患者一劳累激动就胸闷、心悸，实际上除了血的不足以外，气的方面也有亏损，所以配合起来效果更好。

　　这道药膳主要是推荐给冠心病患者食用的，那么食用的时候应该注意些什么？

　　程海英：它的适用人群挺广泛的，没有特别严格的禁忌。心脏病的发病年龄在降低，假如是个孕妇，同时有冠心病，那么吃这个药膳要注意，因为三七有活血的作用，怀孕期前3个月和最后3个月不要吃，因为前3个月活血容易造成流产，后3个月容易造成早产。

三七党参炖兔肉推荐给那些冠心病患者、高血脂的朋友食用,希望能够给大家带去一份健康。

(陶　娅)

苁蓉羊肉汤

天气越来越凉了,每到秋冬交替的季节,一些人会表现出四肢冰凉,特别怕冷,这是为什么呢?

罗增刚(中国中医研究院副研究员):中医体质学说认为这和体质特点有关系。一个人体质虚弱,到了冬天表现为阳虚,不舒服的感觉就更加明显。

对这样的人群,在这个季节有没有调理的方法可以帮助他们缓解?

罗增刚:调理的方法是比较多的,饮食、运动包括五禽戏,还有饮食疗法。

那么什么样的药膳在这个时候服用好?

罗增刚:平时我们所吃的一些食物,比如说肉类中的羊肉、牛肉,海产品中的虾、海马,蔬菜中的韭菜,俗称壮阳草,这些都有补阳驱寒的功用。

给大家推荐一道御寒的药膳,名字叫苁蓉羊肉汤。苁蓉羊肉汤的用料是:苁蓉15克,精羊肉500克,葱、蒜、姜适量。

这次药膳里面用的一味药是苁蓉。炮制过的苁蓉黑乎乎的。苁蓉经过炮制可以直接入药。中药开方子用的就是这种表面都是鳞茎的。

关于苁蓉我知道一个传说,在1190年的时候,铁木真的部队和扎木合的部队在草原上相遇后激战。后来铁木真的部队失利了,被围困在一座沙山上,士兵饥寒交迫。扎木合部落的骑兵残忍地把铁木真部队的俘虏杀了用锅煮。铁木真听说以后大怒,马通人性,听到这个消息以后也是仰天长鸣,结果这时候忽然发现马蹄把地上的沙土给刨开了,露出了根块的植物,这是什么宝物?

当时铁木真看到之后,就把它当作神赐的植物了,对大家说,现在大家都吃这个东西,吃完了之后,我们再去决战。士兵就开始吃这种根块植物,吃完了以后,热血沸腾,精神倍增,结果杀出一条血路,把扎木合的部队给打败了。应该说这一战为铁木真日后统一蒙古奠定了一个很重要的基础。其实他们吃的这个东西就是苁蓉。

罗增刚:神赐的这个宝物肯定就是肉苁蓉。历代都把肉苁蓉作为贡品,对苁蓉也是比较尊敬,可能跟这个传说有关系。

罗增刚:还有人把它称作沙漠人参,因为它对人体有补益作用。谈到补益我们大家第一想到的就是人参,其实苁蓉的补益作用也非常大。人参补气,肉苁蓉补阳,从中医的角度气跟阳属于一类,人参对人体补益大,肉苁蓉是补而不峻。

罗增刚:肉苁蓉平补,适合于长期食用。不像其他的补品,吃完了以后会上火,比如鼻出血。对人的补益是和人参相似的,所以它有"沙漠人参"之称。

苁蓉羊肉汤的具体做法是先把苁蓉用水浸泡起来,将羊肉上的筋和硬皮剔除掉,然后把羊肉放在热水中先煮上15分钟,之后将羊肉捞出切成寸块。接下来将浸泡好的苁蓉放入砂锅,等到水开以后放羊肉块,然后放入葱姜。先用大火煮开,开锅以后再用文火炖一个小时,一个小时之后加入适量的盐、味精、糖和黑胡椒粉,搅拌均匀改用文火再炖10分钟,10分钟之后,这道具有驱寒功效的药膳就可以食用了。

制作的时候有一个细节,就是先把一整块的羊肉放进锅炖,炖了一段时间之后,捞出来切成块再炖。

罗增刚:这里边蕴含着一个小小的制作技巧。把羊肉整块放在锅里,即把羊肉直接焐到热水里。羊肉被热水一烫,表面会形成一层蛋白的保护膜,炖起来里面就更加鲜嫩。炖到八成熟捞出来切成小块,把苁蓉放进去再一起炖,这样苁蓉的药效才能够更充分地渗透到羊肉中去。这道药膳主要是苁蓉,还有羊肉,羊肉对人体有温补的作用,所以这两样可以互相提高疗效。

冬季来了,我们会经常做羊肉汤,在炖羊肉汤的时候,加上肉苁蓉,不仅能够驱寒暖心,而且还能够补益身体。

(孙　海)

首乌红枣炖甲鱼

在这个秋冬交替的季节,身边的很多朋友都觉得疲惫,为什么有这么多人会有这种症状?

罗增刚(中国中医研究院副研究员):夏季耗气伤津,秋天干燥伤阴,经过这两个季节,人体的营养物质都有所消耗。可以从饮食上进行调理,吃一些对人体有补益作用的饮食药膳。

给大家推荐的这道首乌红枣炖甲鱼就具有这样的作用。这道药膳就是一道强身健体的药膳。

首乌红枣炖甲鱼的用料是:何首乌20克,活甲鱼1只,红枣10枚,葱、姜、蒜适量。

这道药膳中的主料就是何首乌,用量20克。关于何首乌我知道有这样一个传说:在很久以前,有一个姓何的年轻小伙子考取了举人,人们叫他何举人,知府就有意招他为女婿。但把他招来一看,20来岁的人怎么满脸皱纹,像40岁的人?何举人喝了两杯酒,比较兴奋,把这个帽子给摘了,一头白发,全场人都惊讶了。知府生气了,简直就是谎报年龄,于是把他赶走了。他回到家,觉得没有脸面见家乡父老,就和母亲告别,拿一把镐头进山了,到了山里一边劳作一边读书。结果一年多之后,他又下了山,下了山之后又进京赶考,这一赶考考了一个探花,巧的是知府也进京做官了,又在给女儿招婿,结果又招到他了,一看也姓何,就是一年前的何举人,再一看不对呀,这个人变得皮肤

179

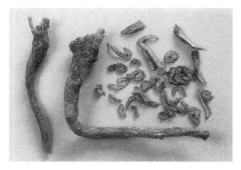

黄芩
【功效】清热燥湿,泻火解毒,止血,安胎。

很嫩,而且一头的乌发,不敢相信了。就问这年轻人,怎么一年多的时间就变成这样了。此时何举人已经成探花了,说自己吃了山里边的一种根块植物,就是何首乌。

罗增刚:虽然是传说,可能是夸大了何首乌的功用,但是中医学里何首乌确实有补肝肾、养精血等养血安神的功用。从名字来说,首乌肯定有养颜美发的功用,使头发变黑,而且何首乌颜色比较黑,像头发的颜色。按中医的解释,以形补形、取类比像。

这道药膳的具体做法是先把何首乌和大枣用温水泡上,再把切好的甲鱼用开水焯一下,去掉甲鱼的血污和腥味。焯完之后把甲鱼块上的外皮剥除掉。炖甲鱼的时候要用砂锅,把泡好的红枣与何首乌洗净放入锅中,然后再把甲鱼倒进去,放入葱、姜、蒜,加上一些料酒,这时候盖上砂锅的盖用大火烧开,改用文火再炖两个小时,在出锅之前放入味精、盐和白糖,炖好以后将葱、姜、蒜这些调料从锅里择出来,这道既能滋补强身,又兼美发功效的药膳就可以食用了。

何首乌是中医们常用的一味药,但是在用的时候,有时称它为首乌,有时称为制首乌。

罗增刚:从临床角度,其实绝大多数用的都是制首乌。制首乌是经过炮制的,是特殊的一种首乌加工方法。把首乌的根茎刨出来以后,洗净晒干,切成片,直接药用,叫生首乌;生首乌切成片以后和黑豆一同煮,煮一下再晒干,这就是制首乌。制首乌补益肝肾的作用更强更好。

给大家推荐的这道药膳是首乌红枣炖甲鱼。甲鱼比较贵,有没有便宜一点的,更容易操作的,可以配首乌来制作的药膳呢?

罗增刚:这是一道补血的药膳,补精血,补肝肾,另外羊肉、乌鸡和首乌炖起来也是非常好的。

我们可以把甲鱼换成乌鸡、羊肉，可能操作起来更方便一些。

（孙　海）

核桃仁炒韭菜

　　十余年来，李峰教授一直关注亚健康方面的问题，致力于利用中医药治疗慢性疲劳综合征并且颇有建树。李教授要给读者朋友推荐的这道药膳叫核桃仁炒韭菜。我看到这个名字的时候觉得很疑惑，因为核桃仁、韭菜我们都很熟悉，但这两个配在一起很少见，因为常见的是鸡蛋炒韭菜、肉丝炒韭菜等，很少用核桃仁跟韭菜一起炒，为什么会推荐这道药膳给大家呢？

　　李峰（北京中医药大学教授，中医康复专业委员会主任委员）：这出自一个古代的医书《方脉正宗》。这本书就提到核桃仁炒韭菜，可以治疗阳虚肾冷、阳道不振，如中老年朋友腰膝冷痛、阳痿、性功能障碍等症状。

　　那为什么这个核桃仁和韭菜炒在一起会有这么强的功效？哪一个功效更强一些？

　　李峰：虽然韭菜和核桃仁都有补肾助阳的作用，但是韭菜作用更强一些。这道药膳的搭配充分体现了中医食疗配伍的思想。韭菜虽然温肾助阳，但它是发散的，辛散走串；核桃仁虽然也是助阳温肾的，但它是收涩的，那么这一散一收，同时作为药膳的话，既可以补肾助阳，又不耗散人的阳气，所以是可以常吃的一道药膳。

　　韭菜是中国最古老的蔬菜之一，早在4 000多年前，我们的祖先就开始吃韭菜了，《诗经》当中一共提到二十多种蔬菜，其中就有韭菜。

　　李峰：其实韭菜不只是一个古老的蔬菜，同样也是一个古老的中药。很早的医书里就记载了用韭菜治病的例子，如果作为药，医生对韭菜的观察和应用就更讲究,比如说韭菜的不同部位有不同的功效。韭菜助阳温肾,韭菜叶更能活血、通阳,而韭菜根适合于温肾、生发、敛汗,韭菜籽是温肾壮阳作用最强的,温肾助阳、治阳痿效果更好一些。

韭菜浑身都是宝,实际上在民间还有很多韭菜妙用的小偏方。

这道核桃仁炒韭菜的具体做法是先将油锅烧热,然后放入去过皮的核桃仁,不断翻炒,等核桃仁炸至焦黄时,沥干油捞出。将韭菜放入锅中翻炒,可以根据口味加入鸡精、盐、味精,再点一些开水。等韭菜炒到七八成熟时,再放入刚才炸好的核桃仁,可以加一些生粉、麻油,用大火翻炒几下。这样,一道黄灿灿、绿油油的核桃仁炒韭菜就可以食用了。

一说到韭菜,有一个故事,一个小孩不小心把一根钉子给吃下去了,当时院里的大人们都紧张的不得了,乱作一团。这时候一个老奶奶说:"有韭菜吗?让他吃点韭菜。就整根洗干净以后让小孩一点点吞下去"。照此方法去做以后,隔了几个小时,这个小孩在排便的时候,居然把这根钉子拉出来了,韭菜还缠绕在上面。

李峰:实际上这种记载在古代就有,民间关于韭菜的妙用非常多。助阳的时候我们用核桃收涩,抑制韭菜的发散,但有时候也利用韭菜发散,比如说民间有个方子:如果女性痛经很厉害,就拿韭菜榨汁,兑上黄酒,酒是更发散的,两个发散的搁在一块喝,很快能缓解痛经。

这道核桃仁炒韭菜什么样的人群适合食用?

李峰:第一类就是中老年朋友,肾阳不足,怕冷,这时候吃这道药膳会有很好的效果。腰膝冷痛、阳痿的人吃也是很合适的。第二类是女性患者,经常觉得手脚冰凉,浑身怕冷,小肚子有时候寒凉,也可以用这道药膳,效果非常好。

什么样的人群不是特别适合吃这道药膳?

李峰:这道药膳是温肾助阳的,爱上火的患者,比如说经常口舌生疮、咽痛或嗓子干,吃起来要慎重;第二类就是脾胃弱的患者,尤其是胃嘈杂反酸的患者,吃起来要慎重;第三类就是糖尿病患者,核桃本身是高热量的物质,吃起来要慎重。

关于韭菜还有一种说法,就是韭菜炒熟了以后是不能久放的。这是为什么?

李峰:因为韭菜里含有很多硝酸盐,如果烧完以后久置,会变成亚硝酸盐,吃完以后会使人头晕、恶心、腹痛,甚至还有致癌的可能。

这个提醒非常重要。在做这道核桃仁炒韭菜的时候,要注意一下韭菜的用量,做完了以后现吃,吃不了的话,也不要久置,当湿垃圾倒掉就可以了。

(汤 喆)

清热利咽醒酒药膳——爽咽汤

关键词

爽咽汤可以清热化痰,清爽咽喉

在给大家介绍这道药膳之前,先让您猜一道谜语,谜面是:一颗青果两头尖,皮又脆来味又鲜,开头吃来有点苦,慢慢回味方知甜。打一种水果!

李峰(北京中医药大学教授,博士生导师,中医康复专业委员会主任委员):青果,就是我们常说的橄榄吧。

一说起橄榄就想起第一次吃橄榄的经历。当时有一个广东女生带来橄榄,我们吃到嘴里感觉很苦,就想吐掉,当时她就说坚持住别吐,再坚持一会儿,就会觉得它很甜,当时就忍住了,继续咀嚼发现越来越甜,真的是有一种先苦后甜的滋味。

李峰:其实中医对橄榄的记载很久了,其素有"肺胃之果"之称,既可以入药,也可以做食养,对橄榄味道的描述跟您说的一样,先是酸,然后是涩,最后是甘。同时它性平,入肺胃经,可以清肺、利咽、解毒,是"肺胃之果"。

给大家介绍的是一个名方——爽咽汤。做这道爽咽汤需要准备的原料有：橄榄12枚，白萝卜200克。

这道药膳的原料真是太简单了，橄榄和白萝卜，我们刚才提到橄榄又叫青果、青子，除了这个名字之外，我知道还有一个名字叫谏果、忠果，为什么叫谏果和忠果？

李峰：其实提到忠果、谏果，和刚才您说的橄榄的味道有关，就是先苦后甜，背景是和唐朝的贞观之治有关。贞观之治是非常昌盛的年代，之所以兴盛，除了和唐太宗的英明有关以外，还和他有一群忠臣、谏臣有关，其中最有名的就是魏征，敢于直言进谏。大家都知道，直言进谏有风险，也许会惹皇帝不高兴。

李峰：碰上皇上心烦、上火的时候，直言进谏会让皇帝更不高兴。有一次唐太宗正心烦，大臣进谏他也不听，走了。魏征想了半天，就以进茶的名义，把一个橄榄就是青果泡成茶献给唐太宗，唐太宗一喝觉得又酸又涩不好喝，很不高兴。然后魏征说，您别着急，慢慢地再喝喝。皇帝再回味的时候就苦尽甘来，非常爽口。这时候唐太宗就非常高兴，魏征趁机就说，您看忠臣谏言也跟橄榄一样，它虽然听起来逆耳，但是会带来很好的结果。唐太宗一高兴就把这个果子封为忠果或谏果。

这道爽咽汤的具体做法是先把白萝卜切成丝，将橄榄洗净后，用刀劈开，这样会更好地发挥橄榄的药性。然后在砂锅里放入适量清水，倒进切好的白萝卜丝和橄榄。用文火煮20分钟左右，这道清热化痰、清爽咽喉的爽咽汤就做好了。

这道药膳原料很简单，就是橄榄和白萝卜，这两个加在一起，最突出的功效是什么？

李峰：橄榄清肺利咽，又可以解毒，把壅在咽喉的热或者毒清解掉，但是其中的痰和气清解的话就需要依靠萝卜。中医认为萝卜本身是甘甜的，可以清凉、下气、理气、化痰，所以这两个方子合在一块，就可以起到把壅在咽喉的热毒和痰气通通化散掉，使人咽喉清爽不疼的功效。

民间有一种说法：冬吃萝卜夏吃姜，不劳医生开药方。关于萝卜，有一个传说和慈禧有关系。据说慈禧当时政务繁忙,有点慢性疲劳综合征,突然卧床不起了。御医们开会讨论,给她开点什么方子啊? 可能还得补补,估计是劳累过度,所以当时就开了一些营养的滋补品。没想到慈禧吃了太医们开的方子以后,反而更加难受而且食欲不振,卧床不起,最关键的是,一发怒甚至流鼻血了。太医们都慌了,谁也不敢下方子,弄不好的话脑袋就没了,这时候就想出一个办法来,干脆张榜悬赏。结果有一个江湖郎中揭榜进宫了,给慈禧号完脉,拿出带来的15克(三钱)莱菔子,研磨成细末,又加了一些面粉,用茶水调和均匀以后制成丸,让慈禧太后早上一丸、中午一丸、晚上一丸,连服三次。结果没想到的是第一丸下去,鼻血止住了,第二丸下去头晕没有了,第三丸下去之后症状全部没了,慈禧太后神清气爽,非常高兴,就嘉奖了这个江湖郎中。这个故事当然有一定的传说成分,感觉很神奇,这个方子里的15克(三钱)莱菔子,其用法有什么道理吗?

李峰:这个医案还是符合医理的。郎中很聪明,慈禧生活在宫中,生活很优越,出现虚证的机会不多,她政务繁忙,工作压力导致郁热壅积,吃了很多补药,更加壅滞,而萝卜籽可以理气下气,使慈禧因为烦劳、郁怒所上升的阳气下行,把它降下来,同时又可以让壅滞的气血通顺,病就迎刃而解了。

这道爽咽汤并不是所有的人都适合食用,什么样的人群非常适合它呢?

李峰:它最突出的功效就是清利咽喉。爽咽汤适用人群为教师、主持人、歌唱、戏曲演员等用嗓频繁的人,有慢性咽炎或者急性咽炎都可以,因为本身出自一个温病的方子,对急、慢性咽炎都有很好的治疗作用,可以缓解咽痛、咽干的症状。但实际上对于小孩也管用,因为临床发现,有些小孩经常隔几个月就感冒、发烧、咽痛,按中医看来就是肺胃热毒壅在咽喉;按西医说是慢性咽炎、慢性扁桃体炎。这时候经常服用这个汤,可以清利咽喉,把热毒宣散开,治好病。它还有个功效,有些人嘴唇经常干裂,吃很多药抹很多唇膏都不管用,古代记载橄榄就可以治疗唇干、焦裂,所以频服这个汤,也可以起到这个效果。这个汤还有一个特别好的功效就是醒酒,橄榄在古代就是一个非常有名的醒酒药物，而萝卜本身下气、宽胸，也是非常好的醒酒原料，这两个合在一块，可以很好地缓解喝酒嗓子干、嗓子不爽甚至有点恶心、头目不清的状态，所以有很好的醒酒功效。

很多喜欢喝酒的朋友这下可找到一个醒酒的方法了，那什么样的人群不太适合喝爽咽汤呢？

李峰：特别虚弱、气虚的人，因为萝卜有点耗气的作用，一般这类患者服这个汤应谨慎一些。气短、乏力，服用人参的患者少吃萝卜，也不要喝爽咽汤。

这道爽咽汤是一个名方，它的配料很简单，就两种——橄榄和白萝卜，另外制作也很简单。把这道爽咽汤送给那些有急、慢性咽炎的朋友，还有小儿急性扁桃体炎，以及那些口唇干裂、经常喝酒的朋友们食用，希望带去一份健康。

（赵　玮）

健康提示

爽咽汤功效：

1. 治疗急、慢性咽炎；
2. 治疗慢性扁桃体炎；
3. 治疗嘴唇干裂；
4. 醒酒。

麦冬沙参汆丸子

关键词

麦冬沙参汆丸子具有润肺、生津止咳、清火的作用

张宁（中国中医科学院望京医院主任医师）：有一种植物看上去很好看，但很多人都不认识。这种植物的名字叫作阶前草，它青翠碧绿非常漂亮，可以栽种在院子里和台阶前作为一种装饰，实际上早在宋代的时候就开始种植了，

现在我国南方一些地方也会种植。

阶前草实际上就是麦冬，说到麦冬大家就很熟悉，很多人都会用它来泡水喝，喝了之后嗓子会比较舒服。麦冬是一个非常普及的代茶饮品了。

张宁：麦冬是一味很常用的中药。阶前草的根茎部分是入药的，就是咱们现在用来泡茶饮的麦冬。麦冬的主要功用早有记载，《神农本草经》认为它具有养阴润肺、生津止渴、止咳、清心除烦的功用。

下面要给大家推荐的这道药膳实际上是用麦冬来汆丸子，名字叫麦冬沙参汆丸子。这道药膳需要准备的主要原料有：猪肉馅500克，麦冬10克，沙参10克，鸡蛋2个，葱、姜、香菜适量。首先将沙参、麦冬用开水浸泡15分钟，把葱、姜、香菜分别切成碎末，再把泡好的麦冬也切成碎末，这样这道药膳的准备工作就做好了。

张宁：杨贵妃和麦冬还有个传说故事，大家都知道杨贵妃非常美貌，她有一个嗜好就是特别喜欢吃荔枝，荔枝吃多了容易上火，上了火以后嗓子疼、咽喉痛，她在吃荔枝的时候就喜欢用麦冬来泡水，同时喝麦冬水，既可以尝到喜欢的荔枝，又不至于出现咽喉痛上火的情况。

麦冬为什么会具有这样一个祛火的功效呢？

张宁：麦冬性味甘、寒，具有清肺热、养肺阴的作用，所以说常服麦冬水可以清咽、清火。麦冬的应用实际上是非常广泛的，据史料记载慈禧也曾经用麦冬来治病。

张宁：相传慈禧太后曾经有一次长了口疮，很不舒服，御医给她开药治疗，但是吃了好多种药都不见效，一个乡医送给她一些上好的麦冬，让煮汤来喝，喝了几天口疮就好了，慈禧非常高兴。这个故事就告诉我们麦冬有清胃火的作用，像长口疮、牙龈肿痛、口干都是胃火盛的表现，有这种表现的人可以常服麦冬水，或者用麦冬做的各种药膳，都会有好处的。

这道药膳的制作方法是先将浸泡过的沙参放入盛有温水的砂锅中煮上15分钟，再用鸡蛋清搅拌肉馅，之后将麦冬、葱末、姜末放入肉馅里一起搅拌,稍后放入适量的盐、砂糖、鸡精并搅拌均匀。这时候用笊篱将沙参捞出留下汤汁,将备好的丸子放进沙参汁里,这时可根据口味再往汤中加入少量的盐、砂糖、鸡精用大火煮,等到锅开之后改用文火煮15分钟。之后先用勺撇去表面的浮沫,然后在上面撒上香菜末,这样这道麦冬沙参余丸子就做好了。

张宁:我们这道药膳主要就是麦冬和沙参配在一起,这样一种搭配的方法,具有润肺、生津止咳、清火的功用。

我们有同事尝了尝这个丸子,觉得特别香,因为有麦冬所以很有嚼劲,而且比较脆,非常可口。

张宁:就是容易出现干咳、燥咳、上火的人,比如说在天气干燥或者暖气比较热的时候,嗓子特别容易干而出现干咳的人群最适合吃。胃寒、容易腹泻的人就不适合多吃这道药膳。

麦冬沙参余丸子具有润肺、生津止咳、清火的作用。且简单易学,另外,我们还通过学这道药膳,了解了麦冬的另外一个用法。对那些干咳、咽喉肿痛、容易上火的朋友,平时可以经常吃这道药膳,特别是在换季的时候,如果能够坚持吃的话,对身体健康应该是有一定益处的。

(陶 娅)

海带鳖甲猪肉汤

下面我们将给大家推荐几道防癌抗癌的药膳,从餐桌上寻找"武器"来对抗癌细胞,首先给大家介绍的这道药膳就是海带鳖甲猪肉汤,我们先一起看一下这道药膳都需要做哪些准备工作。

做这道海带鳖甲猪肉汤需要准备的原料有:海带120克,鳖甲60克,猪肉

200克,葱、姜适量。首先把鳖甲尽量破成小碎块备用,接着把洗干净的猪肉切成小块,放进沸水中焯一下,加点料酒可以去除腥味。再开始洗海带,先用热水把海带泡开,然后洗掉海带上的细沙,切成丝,把姜切成片,葱切成段,这样准备工作就做好了。

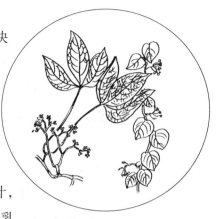

三角风
【功效】祛风除湿,止血,解毒。

有一份统计资料,是世界卫生组织做的统计,说日本的女性几乎不患乳腺癌,而美国女性患乳腺癌的概率却非常高,这是因为日本女性经常会吃一种食物,而这种食物美国女性却吃得很少。

李峰(北京中医药大学教授、博士生导师):这种食物正是海带,因为据我所知,在日本,尤其是冲绳岛,当地人食用海带量是最高的,相反来说呢,癌症发病率和死亡率则是最低的。

海带真有那么强的防癌和抗癌作用吗?

李峰:因为海带中含有一种叫"岩藻多糖"的物质,这也是国外一个研究所经过十年研究发现的。岩藻多糖这种物质里有一种"U岩藻多糖",它可以利用人体自身的DNA切断酶,把癌细胞的DNA切断,导致癌细胞自身凋亡。这样的话,就可以有效阻止癌细胞的生成和发展。

让我们来看这样一个实验:在两个实验皿中分别放入等量的结肠癌细胞进行培养,往其中的一个培养皿中滴入海带提取液,24小时后,2/3的癌细胞死掉了,72小时之后,癌细胞全部死光,然而没有滴海带提取液的那个瓶皿中癌细胞却增长了10倍。

这道具有防癌作用的海带鳖甲猪肉汤是这样做的:把焯好的猪肉放入盛有热水的砂锅中,再依次放入海带丝、鳖甲、葱姜,用大火煮15分钟,15分钟之后换小火再煮一个半小时,一个半小时后加入适量的胡椒粉、盐、味精搅拌均匀,这道抗癌药膳海带鳖甲猪肉汤就做好了。

在备料的时候,发现海带上有一些白霜没有刷干净,这个白霜到底能不能吃,吃完了之后对人体的健康是有益还是有害?我发现很多人都会遇到这样的问题,海带买回来,处理完了之后,上边的白霜还不太干净,有的人就会使劲刷,刷完了再洗,洗完了再刷,总而言之要把它弄得干干净净,然后再去做,这样对吗?

李峰:其实这样是非常可惜的,因为那层白霜实际上是一种有机化合物叫甘露醇。它的药用作用是可以降血压,利尿消肿。其实不只如此,甘露醇本身还溶解了海带其他的营养物质,因此可以说这层白霜如果食用的话,会提高海带的食疗作用。

这样看来,我们把海带买回来以后泡一下,把上面的细沙洗掉就可以了,不必洗的那么干净,把白霜刷掉了以后,营养也给刷掉了。

李峰:海带的营养价值确实非常高,总结起来应该有这样一个特点,就是"四高一低"。"四高"第一个高就是海带含钙量非常高,每100克的海带中含有1 177毫克的钙;第二是高铁,每100克海带中大概含有150毫克左右的铁;第三个就是高碘,每100克含有240毫克的碘,可以满足正常成人的需要,因为一个正常成人每天需要150毫克的碘;还有一个就是高蛋白,它含有许多优质蛋白,是菠菜含量的3～10倍。"低"是指低热量。大家吃东西怕胖,实际上海带几乎没有热量,按中医讲,它有化痰减肥的作用,因此也是一个减肥食品。这样看来海带的好处还真不少。

这道药膳的具体做法是:做好准备工作后,把猪肉、海带丝、鳖甲、葱姜放入砂锅中用大火煮,10分钟后换小火再煮,煮好后调味起锅。这样这道具有抗癌防癌功效的海带鳖甲猪肉汤就做好了。

海带有那么多的好处,应该说海带是一种近乎完美的食物了,那这样的食物是不是适合所有人食用呢?

李峰:其实不然,有两类人不适宜大量食用海带。一类是孕妇,海带有催生的作用,尤其是在怀孕早期,如果多吃了海带会造成流产。含碘量也非常高,过多食用会影响胎儿甲状腺的发育,所以孕妇吃要慎重。在快生的时候也要注意,吃多了会早产。

李峰:另外按中医讲海带是偏寒的,所以脾胃虚寒的人,在吃海带的时候不要一次吃太多,不要跟寒性的食物搭配,否则会引起胃脘不舒服。

孕妇和脾胃虚寒的人,要少吃或者是不吃海带。这道药膳里面还有一个鳖甲,鳖甲起什么作用呢?

李峰:其实海带跟鳖甲搭配是非常巧妙的,因为海带本身有化痰、软坚散结的作用,而鳖甲化痰去瘀、软坚散结。从中医角度来讲,肿瘤本身就是由气滞、血瘀、痰凝所致的,尤其是恶性肿瘤,往往是痰瘀互结形成中医所说的岩症,也就是肿瘤。海带和鳖甲搭配起来,既可以去痰又可以活血,治疗肿瘤尤其是恶性肿瘤有很好的作用,还可以预防乳腺增生、子宫肌瘤,治疗良性肿瘤效果也非常好。

(唐　莹)

猕猴桃薏苡仁粥

关键词

猕猴桃可以预防癌症,阻止致癌物质对人体的损伤

几位抗癌明星在聊天中说,自己已经久病成医了,尤其是在饮食方面还是有一些经验的,而且非常热情地给我们推荐了一道防癌粥,简单好学。这道防癌粥叫猕猴桃薏苡仁粥。

做这道猕猴桃薏苡仁粥需要准备:猕猴桃1个,薏苡仁100克,冰糖适量。首先把猕猴桃的皮去掉,切成小丁,放在盘中备用,然后把薏苡仁淘洗干净,这

样准备工作就做好了。

给大家介绍的这道药膳是具有防癌功效的，其中猕猴桃具有防癌的作用。

李峰(北京中医药大学教授，博士生导师)：猕猴桃又叫维生素C之王、维生素C果霸，维生素C含量非常高，猕猴桃抗癌的作用就跟维生素C有关。癌细胞是正常细胞在复制过程中发生异变造成的，什么时候容易发生异变呢？往往是人生病以后，情绪受到刺激以后，或者说特别劳累以后。

李峰：就是免疫力比较低下的时候，往往人体内环境比较紊乱，复制容易出错，维生素C可以帮助人体实现细胞内环境的稳定，使复制不容易出错，因此从这点来讲，猕猴桃本身就可以预防癌症的发生。人不可能生活在真空中，我们不可避免地会接触很多致癌物质，比如说有人喜欢吃烧烤，现在很时尚。

李峰：但烧烤会生成很多类似于三四苯并芘类的致癌物质，吃完烧烤以后，如果吃点猕猴桃或者其他水果，就可以阻止三四苯并芘在体内蓄积。有时候吃到一些霉变的物质，比如说吃到黄曲霉素，或者是吃到一些亚硝胺盐类含量较高的东西，通过猕猴桃或者是有些水果，都可以防止致癌物质对正常细胞的破坏，防止癌细胞生成。

李峰：这样说来的话，烧烤食物、腌制食品容易生成致癌物质，可以在吃完这些食物之后，再吃几个猕猴桃，这是非常有效的。

说到猕猴桃，有一个比较烦恼的地方，就是如果买硬一点的猕猴桃就很酸，没法吃，如果把它放一段时间，等软了之后就甜了，可又无法长期保存，一旦熟了，就得马上吃掉，这也是很多人遇到的一个难题。我们有一个解决的窍门：如果买了比较硬的猕猴桃，拿一个纸袋装起来，然后再放两根香蕉，或者放一个苹果一个梨，也可以把这些水果都放进去，然后把纸袋的口系紧，第二天打开猕猴桃就会软。

因为这些水果会释放乙烯，可以催熟，猕猴桃很快就熟了。如果不想让它熟得那么快的话,就放在冰箱里,放十多天也不会熟不会软的。

这道猕猴桃薏苡仁粥非常容易做。先把薏苡仁倒进盛有开水的砂锅中,用大火煮40分钟左右,等煮熟之后,根据自己的需要放入适量的冰糖,冰糖化了再把猕猴桃丁倒进去,搅拌均匀就可以出锅了。

这道药膳是用猕猴桃和薏苡仁放在一起,猕猴桃和薏苡仁搭配在一起做的这个粥,它最突出的功效是什么呢?

李峰:猕猴桃和薏苡仁搭配起来有两个效果,第一个是相生的效果,因为猕猴桃有很强的预防癌症和阻止致癌物质影响人体的作用;而薏苡仁也有非常好的防癌治癌作用,现在科学家已经从薏苡仁植物中提取了一些很有效的物质,作为癌症的治疗药物。如果把两种物质放在一起来煮粥,确实是非常好的治疗癌症、防止癌症的药膳。第二点,猕猴桃性质偏寒,吃得多了,脾胃虚寒的人容易肚子不舒服,甚至肚子疼,泻肚子,而薏苡仁是健脾止泻的,所以把这两样放在一块,有相互佐制的作用,可以防止猕猴桃的不良反应,使得这个药膳平和,适合更多人吃。

在吃这道粥的时候,糖尿病患者不要加冰糖;在制作的时候猕猴桃要后放,因为如果放早的话,会破坏它里面的营养物质;再有就是在吃猕猴桃的时候,不要和牛奶、乳制品一起吃,那样的话它会凝成块,不容易消化,而且可能还会引起一些腹痛不适的症状。

李峰:很多水果都是防癌抗癌的高手,梨能防止动脉粥样硬化,抑制致癌物质亚硝胺的形成,对防治癌症有一定的作用。苹果实际上也是一个非常好的胃肠道保护剂,它可以把有害物质,尤其致癌物质从胃肠道带走,在预防直肠癌方面有非常好的效果。香蕉能够将体内致癌物质迅速驱出体外,还能改善胃溃疡。草莓和猕猴桃有点像,它一方面可以阻止致癌物质在体内合成,也可以防止致癌物质对人体细胞的破坏,它还参与抑制肿瘤细胞生长的过程,所以也是非常好的预防癌症的水果。

(唐　莹)

淮杞洋参炖海参

关键词

淮杞洋参炖海参有防癌抗癌，抑制和清除癌细胞的作用

我们还要给大家介绍的一道防癌抗癌药膳名字叫淮杞洋参炖海参。说到海参，它被一些专家称为近乎完美的食品，为什么？用它来做的药膳又具有怎样的防癌抗癌功效？我们先一起看一看做这道药膳都需要做哪些准备工作。

做淮杞洋参炖海参需要准备：发好的海参200克，猪排骨500克，淮山药60克，西洋参10克，枸杞10克。首先把猪排骨剁成小块用水焯一下，加入适量料酒可以去除腥味，煮开后撇去浮沫，然后将排骨捞出备用，接下来把海参切成块，葱切成段，姜切成片，这样准备工作就做好了。

我们现在给大家介绍的这道淮杞洋参炖海参，它的精华之处在什么地方？

李峰：山药、枸杞、西洋参、海参都是好东西，但是从抗癌角度来讲呢，我首先要介绍的是海参，我觉得它是精华。因为它的补益作用非常强，中医来讲可以滋补肝肾、滋阴润燥、养血，因此在放化疗期间用它有很好的补益作用，可以迅速提升人的体力，提高机体免疫能力，但更重要的是海参本身含有一种叫海参素的物质，有非常好的抗癌作用。

我们都知道海参具有抑制癌细胞的作用，而且抗癌的作用还特别强，所以被人们称为抗癌灵丹。

李峰：这跟海参的两个作用分不开，第一个作用就是海参本身具有很强且很特殊的细胞毒样作用和鱼毒作用，可以通过抑制蛋白质和DNA的合成来抑制癌细胞的生长和发生。另外海参本身还有很丰富的硒，这种元素既可以抑制癌细胞生长，同时还可以抑制癌细胞所需要的毛细血管的生长，这两方面

的作用合起来,就使海参具有很强的抗癌作用。

海参是一种古老而神奇的动物,中国古代已经把它作为至高无上的滋补食品,《随息居饮食谱·鳞介类》说海参"滋肾补血、健阳润燥、调经养胎",适用于产虚病后及衰老之人补益。

李峰: 其实我刚才介绍海参,强调的是海参的直接抗癌作用,但是在这儿想引出一个理念,就是在治疗癌症过程中,不要只注意对癌细胞的治疗,也应该包括放疗、化疗,其实这些治疗对人体都有损伤,同时要注意治疗癌症过程中保存人体的正气,在这个方面海参的作用是非常突出的。

海参不仅仅是抗癌灵丹、保健佳品,在沿海地区,关于海参还有一种说法,说千元海参换一个健康聪明的孩子,大家听过这种说法吗? 千元海参为什么就能换一个健康聪明的孩子,这句话到底是什么意思,我们来学习一下这道药膳的制作方法,回头告诉您。

淮杞洋参炖海参是这样做的:砂锅里的水开之后把焯好的猪排骨、葱、姜、西洋参、枸杞和淮山药都倒进砂锅一起炖,先用大火炖30分钟,30分钟后把海参放入锅中改小火再炖30分钟,然后加入适量的胡椒粉、盐、味精调味,拌匀之后这道淮杞洋参炖海参就可以出锅了。

一项实验研究表明,一位女性从怀孕的时候开始,每天都吃一些海参的话,会给婴儿大脑和神经系统的发育提供一种脑黄金物质,也就是说这个孩子将来记忆力会特别好,而且对孩子身体的发育、智商水平都非常有好处。

李峰: 聪明伶俐、身体特别好、不缺钙,跟你刚才说的那个黄金物质有关。实际上海参本身含有促使神经系统以及细胞修复生长的物质,对癌症放化疗期间的患者也是非常适用的。

这道药膳在制作的时候,还加了淮山药、枸杞、西洋参、猪脊骨等,把这些放在一起又有什么样的功效?

李峰: 首先我们用山药健脾,中医讲脾为后天之本,通过健脾一方面对抗消化道的症状,另一方面加快患者自身的营养吸收,促进康复。其次用西洋参补气、养阴,对抗乏力还有阴虚口干等症状。而海参既能补肾,帮助神经系统和细胞的再修和恢复,同时又可以辅助西洋参滋阴的效果。枸杞可以补肝肾,益精血。

这样看来对于放化疗期间的朋友来讲这个方子是非常不错的,对各个方面都有补益作用。

这道药膳什么样的人群不适合食用呢?

李峰:其实这道药膳在阴阳平衡、寒热搭配上都比较平和,不只可以用于癌症的放化疗患者,同样也适合于正常人群预防癌症。我们生活在社会环境中,不可能什么都不接触,周围都是电器,有很多的高强磁场或电辐射,同时电器的辐射又会使一种叫氡的元素在人体周围大量积聚,这种元素可能跟四十多种癌症的发生有关,所以像海参这类物质,有很强的对抗电磁辐射和氡元素损伤的作用,同时这个药膳里又有西洋参、山药、枸杞,都可以辅助正气,消除人体因电磁辐射引起的疲劳,同时也保护人体免受癌变的损伤。

(唐　莹)

百 合 猪 肚

关键词

百合猪肚可以抗癌扶正,提高人体自身的抗癌能力

与之前一样,我们给大家准备的这道药膳不仅仅能够防癌抗癌,而且还特别适合处在放化疗期间的癌症患者食用,这道药膳的名字叫百合猪肚,一起来看一看做这道药膳都需要准备哪些原料。

制作百合猪肚需要准备的原料有:猪肚1副,鲜百合50克,葱、姜适量。首先把洗净的猪肚放进开水中用大火焯一遍,加点料酒能够去除腥味,焯好之

后，再用清水洗去猪肚上的浮沫，然后把猪肚切成小条，葱切成段、姜切成片，这样准备工作就做好了。

说到百合我想大家都很熟悉，很多人经常会炒一些百合，或者用百合来煮粥，但是你知道百合具有抗癌的作用吗？

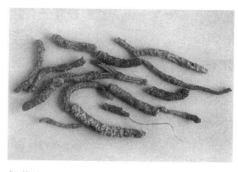

胡黄连

【功效】清湿热，除骨蒸，消疳热。

李峰：百合的抗癌作用和它特殊的功能有关，它可以对抗黄曲霉素这个致癌物质。大豆、玉米之类的，如果放置时间长，霉变了，就会产生一种黄曲霉菌，它产生的毒素就是黄曲霉素。

李峰：这种物质如果进入人体，就会诱使人体的正常细胞产生变异，出现恶性病变，而百合含一种物质叫秋水仙碱，可以有效阻止黄曲霉素对人体的致癌作用，所以从这个角度来讲呢，百合是一个很好的抗癌食品。

我们是把这道药膳推荐给放化疗期间的患者食用，百合的特别之处在什么地方？

李峰：实际上百合也特别适合放化疗患者在治疗期间食用，因为百合本身集清和润于一体，第一它有滋补的功效，大家知道在放化疗期间患者会很虚弱，正气也很亏损，百合本身有很好的强壮作用，作为一个滋补佳品来说非常好。第二，放化疗伤人的气和阴，而百合既可以扶正又可以养阴，可以有效对抗放化疗期间出现的口干、咽干症状。第三，放化疗期间患者容易心烦，阴气损伤以后，人也容易烦，而百合滋阴安神，又可以很好地对抗心烦失眠症状。所以百合在此期间食用有很多意义。

这样看来，百合能提高人体免疫功能，促进新陈代谢，还能够增强人的抗病能力，要特别提醒那些放化疗期间患者的家属们，你们可以多给患者做一些百合来吃。我们推荐给大家的这道百合猪肚，百合和猪肚搭配在一起显得好像有点怪，这个猪肚在这儿到底有什么样的功效呢？一会儿再告诉您，下面我们先学一学这个百合猪肚到底怎么制作。

这道百合猪肚是这样做的：先把焯好的猪肚条放入盛有开水的砂锅中，再放点葱、姜，盖上盖用大火煮开，煮开之后换小火煮30分钟，之后把百合放进去再煮30分钟，煮好之后开始调味，加点胡椒粉、盐、味精，搅拌均匀之后就可以出锅了。

百合和猪肚搭配在一起，有什么特别的功效呢？

李峰：我们刚才讲了百合对放化疗期间患者的作用，大家都知道，放化疗期间很多患者会出现消化道的症状，恶心、呕吐、食欲不振，不想吃饭，吸收能力也很差，猪肚体现了中医食疗的以脏补脏。猪肚本身还有很多帮助人体消化吸收的物质，按中医来说可以补益脾胃，这时候猪肚和百合搭配，可以更好地缓解放化疗期间患者的消化道症状，同时也可以加速营养物质的吸收，提高药膳的疗效。

以脏补脏，取类比像。这道药膳不适合什么样的人群吃呢？

李峰：需要给大家提个醒，百合偏寒偏凉，因此有风寒感冒的时候不宜多吃。放化疗期间患者体质比较弱，很容易感冒，如果感冒出现怕冷、流清鼻涕、咳嗽这些症状，中医认为是偏风寒的。因为偏寒偏凉，脾胃虚寒的患者吃的时候也要慎重，以免导致脾胃损伤，出现腹痛、腹泻的症状。

李峰：有些人不敢吃凉的，一吃凉的肚子就难受，这类患者中医认为是脾胃虚寒的，那么在吃这道药膳的时候也需要慎重。

有风寒感冒咳嗽症状的人是不宜吃这个百合猪肚的，再有一类就是脾胃虚寒的人不宜吃这道药膳。

百合猪肚有抗癌扶正，提高人体自身抗癌能力的功效。百合还有很多的特性我们不是很了解。今天谈到了它的防癌抗癌功效，除了这个之外，下面我们还要给大家介绍一个用百合来治疗老年性便秘的小秘方。这个方子非常简单，就是用50克的百合，炖烂之后加上蜂蜜，一天服用一次。一些老年人在用了这个方子之后，反映治疗便秘的效果还不错。

李峰：其实要用于通便的话，用鲜百合效果更好一些，因为鲜百合长于清热。另外如果放化疗期间心烦失眠，也用鲜百合比较好一些。我们挑鲜百合的时候，就像挑菜一样，只要上面没有坏的就行。用于扶正和养阴，干百合效果会好一些，而干百合挑起来就要注意了，正常的干百合应该是白里透黄，有点半透明的感觉，这里要强调干百合也分野生的和家种的。

李峰：长得比较难看一点的、厚的、小的，是野生的，而且尝起来有点苦的味道，要是我们做药膳的话，野生的更好一些。但上面如果有锈斑就不要买。

（唐　莹）

茯苓蒸鳜鱼

关键词

茯苓蒸鳜鱼可以抗癌扶正，促进癌症患者康复

有很多处在癌症康复期的朋友普遍存在这样一个疑问，那就是这个时期还需不需要吃药？我们特意为处在癌症康复期的朋友们推荐了一道药膳，名字叫茯苓蒸鳜鱼，先看一看做这道药膳都需要哪些准备工作。

制作这道茯苓蒸鳜鱼需要准备：茯苓15克，鳜鱼1条，葱、姜适量。首先把茯苓捣成碎末，然后在洗干净的鳜鱼身上划几道口子，再把姜、葱切成丝备用，接下来将茯苓末均匀地抹在鳜鱼身上和肚子中，再码上姜丝、葱丝，这样茯苓蒸鳜鱼的准备工作就做好了。

这道药膳的原料就已经备齐了，很简单，茯苓和鳜鱼。前面给大家推荐过一道药膳——茯苓包子，了解茯苓利湿的作用很强，但是确实还不太清楚，茯苓居然对癌症也有抑制作用。

李峰：其实有关资料报道说茯苓是一种抗癌食品，主要指的是茯苓中含有一种叫茯苓多糖的物质，它有很好的抗癌作用，可以抑制肿瘤细胞的生成和生长。

我们这道药膳是推荐给癌症患者在康复期服用的，对于康复期的癌症患者，这道药膳有什么特别的地方呢？

李峰：癌症患者经过放化疗以后，进入康复期。在放化疗期间，经过了各种药品的轮番轰炸，身体可以说邪气已去、正气也伤，这时候人体正气特别虚，且虚不受补，因此用茯苓这种比较平和的药物来补是非常恰当的。尤其是放化疗以后，患者的消化系统比较弱，后天之本受到伤害，吸收不了更多的营养物质，茯苓有健脾的作用，可以滋补后天，快速恢复胃肠道的消化吸收功能，更全面地进行康复。

李峰：也就是说先把第一关打通，让人体能够先吸收营养。茯苓本身又可以补气，提高人体的免疫力，茯苓这类多糖物质对提高免疫能力非常好。癌症患者在放化疗期间忙于治疗，一旦进入康复期之后，心里很困惑。第一，要不要再吃别的药？第二，得癌症了，想的会多一些，心里也容易烦，而茯苓本身具有清心除烦的作用，可以安神，使患者心情趋于安定，所以睡眠也会更好一些。最后，经过前面的放化疗，有很多药物残留在体内，而且癌细胞被杀灭以后，有很多残余的毒素也在体内，而茯苓本身有很强的利湿功效，可以把一些毒素带出体外，所以更适合康复期的患者作为保健品长期食用。

这道茯苓蒸鳜鱼是这样做的：把准备好的鳜鱼上锅用大火蒸，蒸10分钟后端出锅，再把鱼蒸出来的汁倒进一只小碗里加点酱油，根据自己的口味加适量盐，调匀之后浇在鱼身上，这样这道茯苓蒸鳜鱼就可以食用了。

我们在做这道药膳的时候，为什么要选择鳜鱼呢？

李峰：其实这种选择跟中医的食疗原则有关，尤其和癌症康复期的食疗原则有关。癌症患者到了康复期，很多人会服用参茸、老鳖、乌鸡这种大补的，实际上这些对于康复期的癌症患者来说是不合适的。因为这时候患者身体比较弱，虚不受补。中医有句话叫"王道无近功"，要慢慢补，病去如抽丝，这时候如果用参茸或者是老鳖这类峻补的东西，马上就会上火。而鳜鱼性比较平，而且是补益脾胃的，选用鳜鱼，跟茯苓配起来，也体现了中医这种清补的原则。茯苓本身是补的，而且不上火。大家都知道慈禧太后比较善于养生，有人考察过慈禧太后的宫廷御方，她的68味常用药中，排在第一位的就是茯苓，在调补过程中很注重缓补、清补，而绝不峻补。

从发病到治疗，包括放化疗等，癌症患者经历了一场"浩劫"，人在非常虚弱的状态下，各方面的功能都很弱化了，这时候没有很强的能力接受营养，所以得慢慢的、一点点的补。那这道药膳什么样的人群不适合吃呢？

李峰：其实这道药膳非常贴合中医的食养原则，因此比较平，包括鳜鱼和茯苓，基本上适用于大多数人群，包括正常的人群。如果是在调养过程中，需要调理脾胃，或者是调理体力，或者是帮助安神，这道药膳都有缓缓补养的作用，长期服用会收到一个好的效果。

仲景养生坊推出的抗癌药膳系列，都是针对肿瘤患者的，从预防到放化疗期间的治疗，再到康复期的患者朋友，推荐了一系列的药膳。说病从口入，对康复期患者来讲更要注意的就是防止癌症的复发，这跟饮食关系非常紧密，我们还是要把好饮食这一关。有很多的食品都具有防癌的功效，但实际上在这些食品当中，也有一部分是致癌的物质，导致癌症发作的，所以我们更应该了解导致癌症的食品都有哪些。

现在就向大家公布一份致癌食品的黑名单。首先是不开的水，常喝这种水，患膀胱癌的可能性会增加21%，患直肠癌的可能性会增加38%。第二是隔夜的熟白菜和熟韭菜，因为隔夜的熟白菜和熟韭菜会产生亚硝酸盐，吃了之后同样会在人体内转化成亚硝酸胺这种致癌的物质。第三是油炸食品，尤其是炸得过焦的那种油炸食品，它会产生致癌物质多环芳香烃。第四是咸鱼，经常吃咸鱼患鼻咽癌的可能性会增加30%～40%。第五就是烧烤类的食物，这个烤肉类的食物含有强致癌物苯丙比，不宜多吃。最后就是霉变食物，比如说粮食受潮了霉变，会产生一种致癌的毒素黄曲霉素。我们要是少吃这些致癌的食物，就能够将患癌的概率降低40%。所以在日常生活中，我们应该避免食用这些致癌的食物，多吃一些具有防癌抗癌功效的食物，将癌症拒之体外。

（唐　莹）

补肾安神药膳——桑葚蜜膏

随着生活节奏的加快、工作压力的增加，现在被失眠、神经衰弱等问题困扰的人很多。

李峰（北京中医药大学教授）：失眠是神经衰弱最重要的症状，中医认为尽管神经衰弱的症状和很多脏腑有关，但根本上还是跟肾有关，因为肾是主骨生髓的，髓跟脑关系非常密切，因此中医喜欢用补肾的方法来治疗神经衰弱，但是因为疗程比较长，所以我们一般也更倾向于用一些补肾的食疗药膳来治疗，效果可能更好一些。

下面介绍的这道药膳名字叫桑葚蜜膏，就具有这样的功效，制作桑葚蜜膏需要的原料有：蜂蜜300克，干桑葚500克，如果选用的是鲜桑葚则需要1 000克。

那么桑葚为什么会具有安神的功效？在备料中用的这个桑葚是干桑葚，我们知道桑葚一般都是在初夏，也就是五六月份的时候成熟，过了这个季节，可能就买不到新鲜桑葚了，干品和鲜品在功效上有没有什么差别呢？

李峰：要是细究来说，鲜桑葚往往更凉一些，而干桑葚可能更平和一些，但是要说到补益肝肾的作用，实际上两者差不多，干桑葚会更好一些。

关于桑葚还有一个传说。公元前205年，刘邦和项羽交战，结果刘邦被项羽打得一败涂地、丢盔卸甲，逃到山里去了。由于惊吓过度，他长年头痛、头晕的症状就加剧了，非常痛苦，而且后来引得腰膝酸软，大便也解不出来了。山里没别的东西，只有一片桑树林，也没别的吃，渴了喝清泉水，饿了就吃桑葚，结果没有想到的是，过了几天之后，他头痛、头晕的症状消失了，而且大便也特别痛快地排出来了，整个人感觉神清气爽。后来刘邦当了皇帝，对那段经历一直都无法忘怀，御医摸透了他这个心思，就用桑葚加蜜做成膏，让他常年坚持服用。实际上就是我们今天这个桑葚蜜膏。

李峰：从这样一些传说可以发现，桑葚有三种功效，第一，高营养，因为目前研究发现桑葚中含有大量的蛋白质、氨基酸和维生素，它的营养价值相当于苹果的五六倍，葡萄的四五倍，因此被誉为最佳的营养干鲜果品。第二，可以充饥，吃很少的桑葚就能降低人的食欲。因为桑葚甘寒，中医叫腻胃，吃了以后就不想再吃饭了，所以食用干桑葚的时候要注意，老年人食欲本来就不好，一定要饭后吃。但是如果一个人比较肥胖，想控制食欲，想减肥，那可以用它来控制，吃一点点就不觉得饿了。第三，它可以通便，因为桑葚含有大量的膳食纤维，吃了以后可以促进肠蠕动，所以这个正好跟故事里的功效不谋而合。

桑葚蜜膏的具体制作方法是首先将桑葚淘洗干净，然后倒入盛有清水的砂锅中，用大火煎30分钟，30分钟之后将煎汁倒出；往砂锅中续入适量开水，盖上锅盖煎30分钟，之后再把煎汁倒出；第三次重复第二次的做法，续上开水，再煎一次，30分钟后，把第三次的煎汁也倒出来。接下来再把刚才的三次煎汁一起全部倒回砂锅，再用大火煎煮，等煎汁浓缩黏稠时再加入我们事先准备好的蜂蜜，继续熬煮，沸时关火，这样桑葚蜜膏就做好了，还可以等到它冷却之后装入瓶中备用，以便长期服用。

三台红花

【功效】接骨，止痛。

这个桑葚蜜膏在吃的时候,它的用量是怎么样的,具体应该怎么吃?

李峰:一般是一次5~10毫升,家用的汤羹,一般是半勺到一勺,早晚各一次,如果不想控制食欲的话,最好饭后吃,这样可以起到一个比较好的效果,服用周期建议三周到一个月,尤其是治疗失眠或是神经衰弱的时候。因为现代医学认为,控制或者是调理三周以上的话,神经系统就可以形成一个新的行为动力模式,因此服用时间较长一些可以达到一个好的效果。

桑葚有黑白两种颜色,不同颜色的桑葚功效有差别吗?

李峰:实际上桑葚的颜色按中医来讲,黑色入肾,因此要补益肝肾的话,以黑色为主,另外现代医学研究也发现黑色桑葚的营养价值要比白色的高一些,所以我们也倾向于推荐大家食用黑色桑葚。

桑葚蜜膏最适合什么样的人群食用?

李峰:首先桑葚蜜膏非常适合于神经衰弱的人群,因为它有很好的安魂镇神的作用;其次,它可以抗衰老,所以适用于中老年朋友;第三个呢,这个蜜膏还有一个作用,就是乌须发,有些朋友比如说头发发质不太好,而且枯黄易断,这个蜜膏就可以有很好的乌发或者帮助头发生长的作用。最后还有一个妙用,冬天的时候如果有的朋友手脚被冻裂、皲裂,将桑葚蜜膏抹在皮肤上,可以很快让它复原。

除了内服还可以外用。那有没有什么样的人群不太适合吃这道药膳呢?

李峰:第一种人群就是小孩,桑葚蜜膏本身有大量的鞣质,尤其是小孩脾胃虚弱的时候,会影响孩子对钙、铁、维生素的吸收,影响骨骼发育。第二,有些朋友脾胃比较虚弱一些,尤其脾虚腹泻的时候,桑葚蜜膏偏寒,所以要慎服。第三,桑葚蜜膏本身含糖量比较高,糖尿病患者食用的时候要特别注意。

最后还要告诉大家,熬这个桑葚蜜膏的时候,忌用铁器,不能用铁锅来熬,最好选择陶瓷或者是不锈钢的器皿来熬制。

（汤　喆）

紫苏生姜红枣汤

关 键 词

紫苏生姜红枣汤可以暖胃散寒,助消化行气

张宁(中国中医科学院望京医院主任医师):苏叶是一味中药,不仅它的叶子可以入药,它的梗也可以入药,是常用的一味中药。

它在烧烤的时候和烤肉卷在一起吃,到底起到一个什么样的作用?

张宁:因为烧烤中肉食较多,吃完了不容易消化,有些胃弱的人吃过以后就会觉得胃胀、不舒服,苏叶具有暖胃理气助消化的功能,所以用它来卷着吃就可以避免出现不舒服的症状。

下面给大家介绍的一道汤叫紫苏生姜红枣汤,这道汤对于那些吃海鲜的朋友具有一定帮助。

紫苏生姜红枣汤需要准备的主要原料有:鲜紫苏叶10克,生姜3块,红枣15克,先将红枣放入清水中洗净,然后去掉枣核,再把姜切成片,准备工作就完成了。

说到这个汤品,有一本书里记载,毛泽东主席的厨师在给毛主席做鱼虾汤的时候都喜欢放一些紫苏叶,紫苏叶在做汤的时候放进去有什么样的功效呢?

张宁:苏叶具有解鱼蟹之毒的作用。曾经有过这样的传说:相传华佗带着徒弟到一个酒铺里去,看到一群少年在大吃螃蟹,华佗知道螃蟹性寒,吃多了会不舒服,就好言相劝,说你们不要吃太多了,可是这些孩子们不听劝,还是继续吃,结果没过多久,其中的一位少年肚子就开始疼了,疼得直叫,华佗见状就和徒弟一起到路边找了一些紫色的植物叶子来煮汤给他们喝,一会儿这个孩子的肚子就不疼了,这种紫色的植物实际上就是紫苏。

这道紫苏生姜红枣汤的制作方法是：先将鲜苏叶切成丝，放入盛有温水的砂锅中，接着把姜片和红枣也放入锅里用大火煮，等到锅开以后，再改用文火炖30分钟。30分钟之后，将紫苏叶和姜片都捞出来，然后把枣单独继续用文火煮15分钟，15分钟之后，这道暖胃散寒，助消化行气的紫苏生姜红枣汤就可以食用了。

关于紫苏叶现在见到的大多都是绿色的，而我们用到的是紫色的，这是为什么？

张宁：实际上这种植物有紫色的、绿色的甚至还有白色的，功效是一样的，最早发现的时候应该是紫色的比较多，所以就给它起了这样的一个名字。现在我们用绿色的比较多。

刚才提到紫苏叶的几个功效：暖胃、助消化、解毒，除了这几个功效之外它还有什么其他的功效吗？

张宁：我们平常可以用苏叶来祛除口腔异味。拿一片到两片鲜的紫苏叶，清洗干净，撕碎，然后用开水来沏泡就可以了。紫苏叶干的可以用5～8克来冲泡，用容量为250～300毫克的杯子，作用也挺好的。

张宁：紫苏还具有解郁理气的作用。也就是说它可以起到一种辅助解除紧张情绪、舒缓紧张状态、安神的作用。

那这道药膳最适合什么样的人群食用？

张宁：最适合那些平时脾胃比较虚弱，容易胀气、胃寒，吃了东西以后不太容易消化的人。

那有没有什么样的人不太适合吃这道药膳？

张宁：那些平时胃火比较盛、胃热的人不太适合常服这道药膳。

紫苏叶在日本是很有代表性的风味调料之一，很多日本人睡前要喝一杯紫苏茶，长期坚持下去，对睡眠具有一定的辅助调整功效，感兴趣的读者不妨试一试。

（李　新）

叶酸缺乏——有路难行

关 键 词

叶酸缺乏会引起贫血、走路不稳、记忆力衰退、抑郁等

18岁的小陈神情恍惚,无法行走,像一个瘫痪者,被人搀扶着住进了武警总医院,他奇怪的症状立即引起了医生吴士文的注意。

吴士文(中国人民武装警察部队总医院神经内科主治医师):这个患者刚入院的时候,已经不能独立行走了,是由两个人扶着进来的,入院时我们给他检查发现,两条腿一点劲也没有,都不能独自站立了,而且我们扳他的脚趾头,他都不知道有人在扳它,一个振动的音叉放在他腿上,他都不知道有音叉在振动,当时就判断会不会有脊髓炎、多发性硬化等。

脊髓炎和脊髓多发性硬化往往会引起患者腰部以下感觉障碍和无法站立,而小陈的症状又恰恰符合这种表现,为了得到进一步的确认,医生马上给小陈做了脊髓的相关检查。

吴士文:迅速地给他进行脊髓的核磁共振检查,检查发现是正常的。

排除了脊髓炎、脊髓多发性硬化的可能,小陈的病因又是什么呢,吴士文医生有些困惑,他忽然想起了小陈入院时的另一种症状,这种症状的背后是否隐藏着真正的病因呢?

吴士文:这个患者入院的时候,另外一个吸引我们注意的就是,他的目光呆滞,言语反应很迟钝,我们就给他做一些智能的量表测定,发现他的记忆力很差,早晨吃的什么饭,中午就记不起来了,计算力也很差,我们让他做连续的一百减七,减了两次就不会再减了。

一个18岁的青年,竟然无法走路,记忆力和智能也出现了明显下降,难道

是头颅中有什么病变或者受到损伤吗？很快，小陈的头颅核磁共振检查结果也摆在了吴医生的面前。

吴士文：结果发现，头颅核磁也是正常的。

而就在同时，患者小陈的精神状态也出现了明显的异常，就连身边的病友谈话，也会让他难以忍受，他表现得非常暴躁，容易发怒。

吴士文：这个患者表现有明显的情感障碍，甚至我们在给他做一些抑郁量表的测定时，他也表现出一定程度的抑郁。

此时此刻，一边是18岁的青年被不明原因的疾病痛苦地折磨着，而另一边，吴医生的诊断却陷入了困境。

吴士文：在困惑的时候，我们又想到另外一种病，这种病常由体内维生素缺乏引起，这时候我们就给他做了一些体内维生素的测定。

维生素属于人体中的微量元素，每人每天的需求量很少，而且轻度缺乏的人一般很难觉察出来，像小陈这么严重的症状，会是维生素缺乏吗？吴医生在等待着小陈的化验单揭示这个答案。

吴士文：结果出来我们发现，患者的叶酸水平远远低于正常，根据这个情况，我们基本可以判断，他可能得的是叶酸缺乏引起的脊髓亚急性联合变性。

几经周折，小陈的病因终于找到了，原来是小陈身体里严重缺乏叶酸。我们来认识一下叶酸。叶酸又叫维生素 B_9，是制造红细胞的主要原料，也是细胞分裂、生长不可缺少的维生素。成人一旦缺乏叶酸，最常见的就是会出现贫血，而孕妇如果缺乏叶酸的话，就会导致胎儿出现先天缺陷，可见叶酸对我们是非常重要的。既然叶酸这么重要，我们对它的需求量到底是多少呢？营养学家说中国人对叶酸的需求量每天不过400微克，可以说非常微小，而且通过一日三餐就能够完全获得，那么如此微小的需求量，18岁年轻力壮的小陈为什么会缺乏叶酸到如此严重的程度呢？

这个问题，吴医生也百思不得其解，通过追问小陈的病史，他终于了解到一些重要的线索。

小陈：四五岁的时候，过年杀猪，好多小伙伴一块去看，我也一起去看了，看见杀猪的时候，把那些猪肉一片一片挂起来，看了以后就特别恶心，回到家以后恶心了好几天，只要一吃肉就想起那个场景来，从此以后就不吃肉了。

由于受到精神刺激，小陈不仅从小就不吃任何肉类，平时菜里的油多了都要在水里涮过才吃，油腥再大些干脆连菜也省了。来到北京的3年时间，他的食谱里依然找不到肉和蔬菜的踪影。连小陈自己都没有想到，正是这个习惯，埋下了健康的隐患。

吴士文：叶酸主要存在于动物的内脏、肉类、鸡蛋，新鲜的绿叶蔬菜也含有丰富的叶酸。叶酸缺乏的主要症状有贫血、走路不稳、记忆力衰退、抑郁。

十几年来，小陈从不吃肉，也很少吃新鲜的蔬菜，叶酸缺乏也就不足为奇了。小陈之前的时候，就是走路有点不稳，老感觉到地不平，好像踩在棉花上一样，有一天他要出门，起床以后站不稳突然摔倒了，起来以后，就走不了路了，后来就来医院看病了。

吴士文：叶酸缺乏一般先出现贫血的症状，头昏、四肢无力，后来渐渐会出现一些神经系统的表现，主要有双下肢麻木，走路不稳、深一脚浅一脚，双下肢的无力等。颅内的改变也会出现，表现为情感的障碍、记忆力减退。

那么到底什么样的人容易缺乏叶酸呢？主要有三类人，第一类是像小陈这样的，严重挑食偏食的人；第二类是患有慢性胃肠道疾病的人，因为吸收不好，所以容易造成叶酸的缺乏；第三类是长期服用抗癫痫药物的人，这是因为抗癫痫药物会在人身体内生成一种类似叶酸的物质，它会占据叶酸的位置，但是并不发挥叶酸应有的作用。所以在这儿要提醒大家注意的是，如果您属于以上三种人群，并且出现了记忆衰退、走路不稳、情绪抑郁、贫血等这样一些症状的时候，就有必要到医院去检查一下，看看是不是叶酸缺乏了。那么，对于小陈来说，确诊之后，经过吴医生的治疗，现在的情况又怎么样了呢？

对于像小陈这样严重缺乏叶酸的人，只能通过服用或注射叶酸来尽快补足，按照吴医生的安排，小陈服用了叶酸和其他维生素，几天后他就能下床行走了。

补充叶酸的主要方法有服用含叶酸的复合维生素B、口服叶酸片剂、肌肉注射叶酸。

补充了叶酸的小陈又可以像以前一样行走了，通过小陈的经历，我们可以得出这样一个结论，那就是健康人群如果不注意合理饮食，也有可能会因为缺了这区区几百微克的叶酸而影响健康。为了避免因为不合理的饮食习惯而造成叶酸摄取不足，我们在日常生活当中应该注意哪些问题呢？

吴士文：合理科学饮食，适当地食用一些动物内脏和一些肉类。除了动物内脏、肉类、鸡蛋之外，叶酸还普遍存在于植物的叶绿素内，深绿色的叶菜更是含量丰富，比如菠菜、芥蓝、西兰花等。

吴士文：另外还有一些生活习惯需要改进，由于北方人喜欢吃一些腌制的蔬菜，腌制的蔬菜中叶酸会大量地被破坏。还有我们传统的烹饪方法，煮的时间、炖的时间很长，会使50%～90%的叶酸都被破坏了。

蔬菜中的叶酸容易在腌制和烹调过程中被破坏，所以要想多摄取叶酸，应尽量食用新鲜蔬菜，缩短加热时间。除了在加工蔬菜时要注意以外，还有一些药物可能会对叶酸产生负面影响，这些药物主要有抗癫痫药、维生素C等。

还需要特别提醒注意的就是，大量的维生素C会造成叶酸的流失，叶酸缺乏的人要慎用维生素C，需要的时候最好咨询医生。

小陈是由于不良的生活习惯、饮食习惯而导致叶酸缺乏，致使不能行走。那么下次我们将结识的小石，他也是由于缺乏了一种重要的营养素——维生素B_1而导致手脚麻木，非常痛苦。那为什么缺乏了维生素B_1会有如此严重的后果呢？

（兰孝兵）

精细饮食——维生素B₁流失

富含维生素B₁的主要食物有谷物、肉类、动物肝脏、豆类等

　　相传在唐朝的时候,有一年,长安城里的富绅们纷纷出现一些奇怪的症状:腿脚麻木,浑身酸痛、无力,许多大夫都束手无策。当时的名医孙思邈在一位太守家考察了几天,发现太守的贴身家僮也有同样的毛病,但是比太守轻了许多,而普通老百姓却不得这种病。起初他百思不得其解,于是又亲自进厨房做了一番调查,终于悟出其中的玄妙,开出一个药方,药物居然是粗粮糙米、谷糠麦麸,但半个月之后患者竟然都康复了,人们称赞孙思邈是天下神医。其实,现代医学认为像唐代富绅这样的病主要是由于缺乏了维生素B₁造成的,而孙思邈开出的粗粮糙米、谷糠麦麸里就含有丰富的维生素B₁,当然就药到病除了。今天我们也要来谈谈维生素B₁,不过我们的主人公不是唐代富绅,而是在北京工作的职员小石。

　　公司职员小石在单位从事文字工作,由于业务繁忙,连续加班,身体有些不适。

　　小石(公司职员):刚开始的时候就是不想吃饭,干点活就累,因为点小事也容易跟同事发脾气,记忆也不好,刚开始我认为可能是最近工作太累了,休息几天就好了。

　　然而事情并没有像小石想的那样简单,几个月过去了,小石的容易疲劳、情绪暴躁不仅没好,还出现了更严重的症状。

　　小石:现在手会有点麻,跟虫子爬似的,有时候跟火烧似的,到晚上明显一些。

药膳就该这样吃

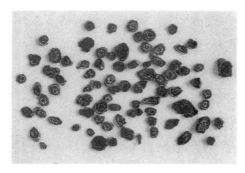

胡黄连片
【功效】清湿热，除骨蒸，消疳热。

手脚的麻木和不适，屡屡让小石晚上难以入睡，休息不好自然要影响工作，无奈之下，小石不得不到医院来看个究竟。

詹淑琴（北京宣武医院神经内科副主任医师）：我们了解到小石是个白领，而且经常在电脑前工作，所以我们当时考虑是不是有颈椎病，颈椎病也会出现肢体的麻木。

对于詹医生的说法，小石也觉得有道理，因为自己经常在电脑前工作，有时脖子的确不舒服，于是他按照医生的要求，在医院拍了颈椎的X线片。

詹淑琴：检查出来，结果没有任何异常。

自己的手脚麻木并不是由颈椎病引起的，那又是因为什么呢？小石开始有些着急。出乎他意料的是，接下来詹医生不再问自己手脚的感觉，而是对其他的症状产生了很大的兴趣。

詹淑琴：他经常会感觉到疲劳，食欲也不是太好，容易发脾气，而且记忆力也比以前差了许多，这样的话，我们考虑他是不是有某种营养素的缺乏。

小石搞不懂，是什么营养素的缺乏让自己的手脚麻木呢，这时詹医生又问了让小石颇感意外的一个问题。

小石：问我爱不爱喝酒。

喝酒？这个问题让小石有点纳闷。

小石：每个礼拜我可能要跟同事客户喝个两三次，晚上没事回家的时候，有时候也爱喝个二三两，这跟手脚麻木会有什么关系吗？

尽管小石有疑问，但他的回答以及他的症状却证实了詹医生的猜测。

詹淑琴：所以我们就考虑小石是不是因为维生素B_1的缺乏，引起的这些症状。我们就给他开了维生素B_1，小石吃了两三个月以后，这些症状明显好转。

通过给小石补充维生素 B₁，收到了明显效果。那为什么人体一旦缺乏了维生素 B₁，就会产生诸如肢体麻木、浮肿、酸痛等这样严重的症状呢？原来维生素 B₁ 能够保障人体神经功能的正常，而一旦摄取量不足的话，就会引起神经炎症，现在回过头再看，不论是前面节目中讲到的唐代富绅还是公司职员小石，他们的症状都是由于缺乏维生素 B₁ 而引起末梢神经炎的表现。问题的症结找到了，可是还问了小石一个问题，小石感到百思不得其解，那就是问他爱不爱喝酒，这维生素 B₁ 缺乏跟小石爱喝酒这个习惯又有什么样的关系呢？

詹淑琴：长年喝酒的话，会影响维生素 B₁ 的吸收，导致维生素 B₁ 摄入不足。

原来，维生素 B₁ 非常容易被酒精破坏，正是小石长期爱喝酒的习惯，造成了维生素 B₁ 的摄入不足，导致了末梢神经发炎。

小石：吃维生素 B₁，少喝酒，现在比以前确实好多了，看来真是跟喝酒有关系。

喝酒可能导致维生素 B₁ 缺乏，但是在詹医生接诊的患者中，却有很多人即使不喝酒，但同样缺乏维生素 B₁，这又是为什么呢？

詹淑琴：这是由于饮食习惯。有些人喜欢精白米、精白面，或者比较挑食，可能肉类、豆类吃得比较少，摄入不足，容易引起维生素 B₁ 的缺乏，还有就是有慢性胃肠道的疾病。

不要以为自己不爱喝酒，就没有缺乏维生素 B₁ 的危险，如果经常吃一些精白米、精白面，比较挑食或者是有慢性肠胃病的，那就要注意了，一旦出现和小石一样的症状，比如说手脚麻木、酸痛等就一定要到医院进行检查了，看一看是不是缺乏了维生素 B₁ 呢？

詹淑琴：最常见的维生素 B₁ 的缺乏，就是易出现疲惫、注意力不集中、容易发脾气。严重的可能会出现一些末梢神经的障碍，早期可能是疼痛、灼热啊，或者是虫爬一样的感觉。严重的时候会出现一些肢体障碍、无力，甚至影响走路。

容易缺乏维生素B_1的主要人群：常吃精米精面者、挑食者、经常饮酒者、慢性胃肠道疾病患者。

维生素B_1缺乏的主要症状有：容易疲劳；注意力不集中；记忆力差；焦躁易怒；手脚疼痛灼热。一旦确定已经缺乏了维生素B_1，就要想办法进行补充，以免影响身体健康。

贾健斌（中国营养学会副研究员）：现在一些微量营养素，直接是微量营养素的制剂，有维生素B_1、维生素B_2药片，这些都可以考虑作为补充维生素B_1的来源，但是我们还是推荐从食物来调整。

那到底哪些人容易缺乏维生素B_1呢？一类就是像小石这样爱喝酒的人，还有一类就是有严重胃肠道疾病的人，这两类人可以采取口服或者肌内注射维生素B_1的方法来进行补充，那么对于大多数的健康人群来讲，只需要注意培养一个良好的日常生活、饮食习惯，就可以防止维生素B_1的缺乏了。刚才说了补充维生素B_1，最好在膳食方面进行调整，那说到膳食，到底哪些食品当中维生素B_1的含量比较多呢？

在我们平时吃的食物中，维生素B_1含量比较丰富的主要有谷物、肉类、动物肝脏、豆类等。

詹淑琴：粮食的制作过程中，比如去壳、去皮，容易使维生素B_1流失，因为维生素B_1主要的含量在皮里，所以去皮以后，80%的维生素B_1都流失了。

我们提醒您平时不要吃得太精细，可以多吃点粗粮，比如糙米，而全麦面包也是一个不错的选择。

詹淑琴：第二种就是现在我们淘米时淘得太干净了，米表面维生素B_1的成分很容易丢失，因为维生素B_1是水溶性的，洗的过程当中也容易丢失。

为了留住维生素B_1，米不要淘得太干净，更不要用手反复搓洗。

贾健斌：比如熬粥的时候，有人喜欢加碱，这样粥会熬得很黏稠，觉得很好喝，但是它里边的维生素B_1基本上就被破坏掉了。

中国有句古话叫"食不厌精",是说人们总是希望食物加工得越精细越好,但是通过今天的节目我们就知道了,从营养的角度来说并非如此,长期只吃精白米面,恐怕就会有维生素 B_1 缺乏的危险,所以建议平时多吃一些粗粮和杂粮,以达到营养的平衡。说到营养的平衡,下一节我们将要认识一位杨小姐,这位杨小姐可以说是一位营养失衡的人,她因为减肥不当,导致体内缺乏了一种重要的营养素——维生素 B_2,所以长期被顽固的口腔溃疡和皮肤瘙痒困扰着。

（兰孝兵）

维生素 B_2 缺乏——皮肤有疾

爱美的杨小姐曾经有过一段由于减肥而带来的痛苦经历。

两张胖瘦对比鲜明的照片,是杨柳在不同时期拍摄的,这位时尚类图书编辑,曾经绞尽脑汁地想把自己的身材塑造得像身边那些模特一样具有骨感美,幸运的是通过减肥,她真的实现了这个梦想。

杨柳:我最胖的时候是74千克(148斤),现在应该是45千克(90斤),大概减下来25千克多(50多斤)。

张旭(杨柳的丈夫):从视觉上明显地能感觉到她脸庞也瘦下来了,身上有的地方骨头都快露出来了。

杨柳:大概不到一年时间吧,八九个月时间瘦下来的。

瘦身的成功,给杨柳带来了很大的快乐,要知道,这是时下很多爱美女性梦寐以求的事情。

杨柳:眼看着自己一天天在瘦,肯定是心里特别高兴嘛,我身边的一些朋友,她们的反应可能比我自己还要大,半年没有见的朋友,突然再过来聊天的时候,一见到我就会惊讶:"哎呀,天哪,你是杨柳吗?"

减肥成功的兴奋,朋友们的羡慕,让杨柳很长一段时间都沉浸在幸福和满足之中,直到有一天,恼人的事情开始出现。

杨柳:浑身瘙痒,最严重的时候影响到我的睡眠,睡到半夜起来就得挠。

张旭:怎么待也待不住,坐立不安,坐着也不行,躺着也不行。

杨柳:全身性,包括头皮、脖子、胳膊、腿。

张旭:实在不行了,还是赶紧上医院看一下。

浑身上下瘙痒难受,这把杨柳从减肥成功的快乐巅峰,一下子摔到了无尽的烦恼之中,为此她没少跑医院。

杨柳:情况比较严重的时候,会把自己的皮肤挠破了。

张旭:大夫也说不上来什么原因,就是无缘无故的全身瘙痒,最后也只能输液,开了止痒、治过敏的一些药。

虽然药物能够暂时缓解难受的感觉,但从此,瘙痒就和杨柳形影不离,追求美丽的她,不得不忍受皮肤伤痕累累的事实,然而她没有料到的是,很快新的烦恼又来了。

杨柳:口腔里面老是这里肿、那里溃疡,刷牙、喝热茶都会影响,挺难受的。

张旭:有时候嘴角或者唇上直接就有溃烂的情况。

杨柳:最严重的时候,我好像还请了一天假吧,因为那天嘴疼得呀,整个半边脸疼得厉害,连牙床都在疼。

无缘无故皮肤发痒就够烦恼的了,没想到顽固的口腔溃疡也来凑热闹,不仅要经常去医院开药,甚至还影响到工作,想到这些,杨柳本来因为瘦身成功而带来的高兴劲儿,一下子就烟消云散了。

杨柳:本来是想瘦了能够漂亮,但是整个人的皮肤,还有精神状态,都不好了,也不是我当时想要的那种状态。

杨柳不得不再次去医院咨询,接待杨柳的候丽医生,得知她同时出现全身皮肤瘙痒和口腔溃疡的症状,并且又一直在减肥的时候,心里就开始怀疑。

候丽(北京中医药大学东直门医院主治医师):当时我心里想,可能是某种维生素的缺乏。

于是,候丽对杨柳的日常饮食产生了浓厚兴趣。

候丽: 那你平常吃饭怎么样啊?

说到吃饭,杨柳不禁愣了一下,因为这个问题还真是她的一个秘密。

自从开始减肥以来,几根黄瓜,往往就是她的常规晚餐。

张旭: 她减肥不吃药,不去吃减肥药、喝减肥茶之类的,不用这些方法,她就是不吃饭。

杨柳: 肉、鸡蛋、牛奶,我控制自己,绝对不能吃。牛奶我本来就不太爱喝,鸡蛋我也不爱吃,所以这三样我几乎都不沾。

张旭: 她早饭肯定是不吃了,中午饭慢慢也是一顿都没吃过,晚上呢,吃得也很少。

杨柳: 最长的一次,大概有两天半就几乎没有进食。

原来,节食正是杨柳瘦身的秘密,长期以来,她每天只吃一顿饭,而且只吃少量的蔬菜、水果,对主食、肉、蛋、奶等都敬而远之,难怪几个月的时间,就瘦下来25千克(50斤)。

听完了杨柳的减肥经历,候丽医生心里的怀疑已经变成了结论。

候丽: 她有明显的挑食,我认为,是维生素 B_2 缺乏。

杨小姐的这些烦恼,原来是因为缺乏维生素 B_2 造成的。说到维生素 B_2,在这里先跟大家介绍一下,根据2002年中国第四次全国营养调查的结果显示,维生素 B_2 是中国人最缺乏的维生素之一。维生素 B_2 对维持皮肤健康有着非常重要的作用,所以它又被叫作"皮肤维生素",当维生素 B_2 缺乏的时候,皮肤就会出现干燥发痒等现象,严重缺乏的时候全身皮肤都会瘙痒异常。缺乏维生素 B_2 以后,还容易导致口、唇部位的炎症,这倒是和杨小姐身上出现的症状比较符合,那么杨小姐身上出现的这些症状真的与她的饮食习惯有关系吗?

富含维生素 B_2 的主要食物有动物肝脏、瘦肉、鱼、鸡蛋、牛奶、豆类。杨柳的节食减肥方法,恰恰将这些东西拒之体外,长此以往,身体倒是瘦了,但同时维生素B_2的主要食物来源是动物肝脏、瘦肉、鱼、鸡蛋、牛奶、豆类等。

也导致了维生素B_2严重缺乏,于是口腔溃疡、全身皮肤瘙痒的烦恼也就找上了门。

缺乏维生素B_2的主要症状有皮肤发痒,口腔易发炎,眼睛怕光、流泪,容易疲劳和头晕。杨柳这才明白,原来就是节食给自己带来的麻烦,从此,她再也不敢恶性减肥了。

杨柳:所以回家后也吃了一些维生素B_2,感觉状况还是有所缓解,现在吃的方面可能还得改善一下,适当吃一些肉,包括主食、面食,各种东西搭配一下可能更好一些。

除了杨柳这样的节食减肥者之外,还有一些人也容易缺乏维生素B_2。

候丽:有些人抱怨太忙太累,睡觉的时间也特别少,这些人也特别容易出现维生素B_2的缺乏,其他的就是主要见于病理性的状态,一些长期患消化道疾病、消耗性疾病的患者,也会伴随维生素B_2的缺乏。

容易缺乏维生素B_2的主要人群有不吃肉或乳制品者、节食减肥者、经常熬夜加班者、慢性消化道疾病患者。

为什么这些人也会缺乏维生素B_2呢? 这是因为当人在精神紧张、熬夜加班的时候,身体就会消耗比平时多得多的蛋白质,负责分解蛋白质的维生素B_2也就需要得更多,这个时候如果不注意补充的话,就非常容易缺乏维生素B_2。慢性消化道疾病的患者,主要是由于吸收障碍,造成多种维生素的缺乏,当然维生素B_2也不例外了。不过,无论是什么原因导致的,一旦出现维生素B_2缺乏,就要及时补充,拿杨小姐来说,她只要注意多吃一些含有维生素B_2的食物就可以了。除了食物补充之外,还有没有什么其他的方法呢?

候丽:第二个就是药补了,药补就是可以吃一些维生素B_2的制剂,最简单的就是维生素B_2的片剂。维生素B_2的缺乏常常伴随其他B族维生素的缺乏,也推荐患者吃一些复合维生素的制剂。

介绍了这么多补充维生素 B₂的方法,其实,对于成年人来说,每天吃 50 克(1 两)猪肝就能够满足维生素 B₂的需求量了。对杨小姐这样减肥的人或者是那些不喜欢喝牛奶、不喜欢吃荤菜的人来说,我们也有一个比较好的方法推荐,那就是多吃一些杏仁、豆子、芝麻等食物,也可以补充维生素 B₂,千万不要像杨小姐一样,只顾一味地减肥,忽略了营养的补充,以防造成严重后果。

（兰孝兵）

维生素 E 过量——少女早熟

不知道从什么时候开始,补充维生素成为一种时尚和流行。总有人时不时掏出一个小瓶,倒出彩色的药片,说要"补一补"。我身边也有一些这样的朋友,他们每天都要吃下一粒粒药片,那么维生素到底该不该补,如果要补我们该怎么补。有一位李奶奶,她说这维生素即便是好东西,补起来也不能过量。

家住北京东郊的李奶奶有个 8 岁的孙女叫贝贝,贝贝从小就活泼好动,可是最近一段时间,不知道为什么突然变得有些闷闷不乐。

李奶奶:我早晨起来,我孙女就嚷胸口疼,我就给她揉,揉过还是不行。过两天呢,我就带她上医院了。

本以为只是胸疼,可是医院的检查结果却让全家人大吃一惊。

李奶奶:她不是胸胀吗? 大夫却说她是早熟,刚 8 岁的孩子,那不至于,十来岁才发育呢!

吴力群(北京中医药大学附属北京东方医院儿科医师):目前性早熟的标准女孩定在 8 岁,男孩定在 9 岁。那孩子 8 岁正好是在诊断的范围内,如果只有乳腺的肿大,没有月经来潮,可能是假性的性早熟。

如今随着生活水平的提高,青春发育期的年龄普遍要早于以前,这和孩子日常的饮食习惯有很大的关系。然而,让李奶奶纳闷的是,家里的一日三餐并没有什么特殊,而且贝贝还总是这不吃,那不吃,怎么可能会出现性早熟呢?

李奶奶:医生问我给孩子吃什么了,我就说她挑食,挑食呢我就给她吃维生素C,早一片晚一片。

就这样,为了给挑食的贝贝补充营养,李奶奶监督贝贝每天定时服用维生素C,可是就在服用了几个月后,贝贝便出现了胸部肿胀的症状,这时,李奶奶心里不禁一阵恐慌,难道自己给孙女补充的营养反而补错了吗?

吴力群:如果孩子比较偏食、挑食,水果不吃,蔬菜也吃得很少,我们可以给他补充一些维生素C,但是维生素C属于水溶性的,水溶性维生素可以通过体内代谢,多一些还可以排泄。

到底李奶奶给贝贝补充维生素C是对还是错呢? 咱们还得先从维生素C本身说起,维生素C是人体不可缺少的一种营养素,它能够促进牙齿和骨骼的生长,能够增强肌体的免疫力等,此外维生素C还有一个作用深受女士们的欢迎,那就是它还具有美白的功效,因此许多爱美女性都喜欢用柠檬切成片泡水喝,这是因为柠檬当中含有大量的维生素C,当维生素C被皮肤吸收之后,就能够起到淡化斑点、美白皮肤的作用。我们回过头再说贝贝,李奶奶给挑食的贝贝服用一些维生素C以加强营养,保障孩子的健康发育,无可厚非,即便维生素C补充得稍微多了一些,也能够随着人体正常代谢排出体外,并且不会导致严重的后果,可是为什么贝贝在补充了维生素C之后却出现了早熟的症状,原因究竟在哪里呢?

如今,市场上维生素C制剂的种类很多,医生在接下来的问诊中要搞清楚的就是李奶奶给贝贝吃的究竟是哪一种。

李奶奶:医生问我,贝贝吃的是哪种? 我就说是眼科给我开的,我眼睛不好,白内障,我吃的那个给她吃了。

李奶奶将半年前患白内障时医生开的维生素拿给孙女吃,这引起了吴医生的注意。凭借多年的临床经验,吴医生很快想到眼科医生为了治疗白内障患者的眼病,往往会给患者开一些维生素来进行辅助治疗,但是这种维生素中,除了维生素C,通常还含有另一种对恢复眼病非常好的营养成分——维生素E。

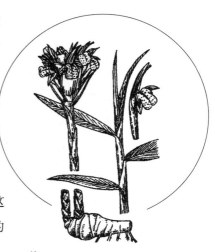

姜
【功效】温中逐寒,回阳通脉。

为了确定原因,李奶奶急忙回到家,翻出贝贝每天服用的维生素C,发现药瓶上赫然写着"维生素C+E"的字样,此时的李奶奶不禁恍然大悟,原来自己一直给孙女补充的这种维生素药其实是一种维生素C与维生素E的合剂,难道这种无意之中额外补充的维生素E,就是导致贝贝性早熟的罪魁祸首吗?

维生素E和维生素C是不一样的,维生素E属于脂溶性,这种脂溶性的维生素不溶于水,也就是说,它不会像维生素C那样能够随着尿液和汗液排出体外,而是会囤积在体内,日积月累,过量的维生素E必然会给身体造成负担,产生不良后果。我们在这种维生素的药瓶上可以看到,它里面维生素E的含量是每片8毫克,我们来算一下,贝贝除了一日三餐之外,再加上每天两片的维生素CE合剂,等于贝贝额外每天又补充了16毫克的维生素E,然而实际上吴医生在临床上用于治疗儿童维生素E缺乏的用药量一般一天不会超过5毫克,看来年仅8岁的贝贝每天摄入维生素E的量远远超过了这个标准。可是这长期过量地服用维生素E,与贝贝出现的性早熟症状之间究竟有没有关系呢?

吴力群: 有临床报道,成人大量服用维生素E,每天400~800毫克,甚至1 000毫克,半年至一年,就会导致女性月经过多或者闭经,也可以引起乳腺肿胀。

研究发现,当女孩处在青春发育期时,卵巢的卵泡成熟,开始分泌大量的雌激素。这些雌激素可促进乳腺导管的上皮增生,乳管及小叶周围结缔组织发育,从而促进了女性第二性征——乳房的发育。临床研究证明成人摄入维生素E过多，将导致雌激素的分泌异常，这样看来导致8岁的贝贝出现性早熟症状的原因找到了，就是补充了过量的维生素E。

吴力群： 维生素E存在于植物油、坚果类的食物中，还有绿色蔬菜中含量也很多。通过食物补充完全能够满足人体的需要。

既然维生素E并不需要额外补充，所以像李奶奶这样给孙女服用维生素CE合剂对孙女的健康必然会有负面的影响。

吴力群： 孩子首先要营养均衡，食物谱广，因为每种食物含的各种维生素含量不一样，各种矿物质微量元素含量也不一样。食物谱均衡一些，就能互相弥补，尽量食物补而不是依赖药补。

您看，李奶奶本来是为了给孙女补充营养，结果反倒弄巧成拙。不过现在李奶奶已经停掉了贝贝服用的维生素，并且也将精力转移到了如何均衡合理搭配贝贝的日常饮食上。其实李奶奶也不用担心，如今随着生活水平的提高，孩子们青春期到来的年龄普遍比以前要早一些，而女孩出现乳房发育，离月经来潮的时间往往还有一到两年的时间，只要及时停止服用维生素CE合剂，像贝贝这样的假性性早熟还是会有好转的。鉴于李奶奶的教训，希望做父母的千万不要盲目给孩子服用不必要的营养素，如果担心孩子们可能会营养不良的话，最好带着孩子到医院去接受专门的营养素检查，在确认孩子的确缺乏维生素之后，遵照医生的指导再进行合理补充。

（邹天奇）

巧补维生素A——远离眼疾

大家都知道生命离不开种类繁多的营养素，就像我们离不开阳光、空气和水一样，就拿维生素来说，合理、适量地摄取维生素对人体健康是十分重要的，这里的重点就是"适量",因为我们体内的维生素不论是过量或者是缺乏,都会引起身体的不适,严重的还会影响到学习和工作,来自北京的一位女孩最近就因为某种维生素的缺乏而导致眼睛出现了一系列不适的症状。

伴随着一阵清脆的铃声,一年一度的高考结束了。北京市某中学的高三学生王婷,此时正筹划着要好好放松一下,可是恰恰就在这个时候,她的眼睛却出现了问题。

王婷:高考完以后,我就觉得眼睛又干又涩,还经常发红,总觉得眼睛里好像有什么东西,但是吹又吹不出来。

干涩,发红,眼内异物感,这些症状让王婷以为自己的结膜炎又犯了。自从3年前王婷开始戴隐形眼镜以来,眼部的小毛病就时常出现,这一次,她像往常一样来到离家不远的药店买眼药。

王婷:用了眼药效果不是特别好,还是经常觉得眼睛里好像有东西,睁着闭着都不太舒服,还觉得眼睛特别干。

尽管效果不佳,可是眼药水的清凉感还是能够暂时缓解眼部的不适,就这样,王婷只要觉得眼睛不舒服,就滴上几滴眼药水,一瓶眼药水不到一个礼拜就用完了。一瓶滴完,再换另外一种,几个星期过去,王婷却感到眼睛越来越难受,此时她不禁害怕起来。

看到这儿我就在想,王婷同学的眼睛到底是怎么回事儿? 其实我身边也有不少朋友戴隐形眼镜,大家觉得戴隐形眼镜眼睛出现发红、干涩这些症状是常有的事,要是感觉眼睛不舒服,只要停戴几天,再配合滴一些消炎的眼药水,症状很快就能得到缓解。可是王婷使用了消炎的眼药水之后,症状不但不见好转,反而更加严重了,这又是为什么呢?

随着病情越来越严重,王婷不得不来到北京中医医院眼科,找到了傅彦江主任医师。经过检查医生发现这一次王婷得的并不是她猜想的结膜炎,而是与结膜炎症状极为相似的另外一种眼病——干眼症。

傅彦江(首都医科大学附属北京中医医院眼科主任医师):抗生素眼药水

是不适合干眼症的。第一，抗生素不治疗干眼症；第二，抗生素的眼药水中绝大部分都含有各种或多或少的防腐剂，防腐剂有毒素作用，会使眼睛的泪液更加干燥，所以只能加重干眼症状。

看来王婷的眼病迟迟不见好转，原因在没有弄清楚自己眼病的病因。一般来说高考结束了，用眼也没那么多了，怎么会在这个时候得上干眼症呢？原来，王婷高考后天天在家上网，每天在电脑前一坐就是几个甚至十几个小时，这会不会是导致干眼症的原因呢？

据我所知，像王婷这样每天在电脑前一坐就是几个、十几个小时的朋友还真不少，究竟这是不是造成干眼症的原因？角膜的表面总有一层泪液，这层眼泪会形成一层膜，以避免空气与角膜的直接接触，从而保护我们的眼睛。但是这层膜有一个特点，那就是大约10秒钟它会自行破裂，破裂以后需要我们通过眨眼再次生成一层新的保护膜，而一个人在注视电脑屏幕的时候，眨眼的次数会不知不觉地大大减少，这就直接导致了泪液形成的保护膜破裂之后，不能够及时地重新生成，此时角膜就会直接暴露于空气中，用不了多久眼睛就会出现发干、发红这样的症状。所以在这儿提醒正在收看我们节目的观众朋友，不要像王婷那样长时间、无节制地使用电脑，在使用电脑的过程当中，每隔1个小时要给眼睛5～10分钟的放松时间。针对王婷的病情，傅医生让她停用了自己购买的消炎眼药水，并且开了一瓶人工制成的泪液帮助她眼部的恢复，可是就在回家后没两天，王婷的眼睛又出现了新的更为严重的问题。

王婷：那天我跟同学去电影院，本来大家都特别开心，我从大厅走到放映厅，忽然眼前一黑就什么都看不见了，还摔了一跤，结果电影也没看成。

其实每个人从亮的地方到暗的地方，眼球都需要一定时间去适应光线的变化，此时眼前出现短暂的黑暗也属于正常现象，王婷起初也并没有在意这次跌倒。

王婷：本来我也没特别当回事，就觉得可能是因为这段时间老熬夜，然后又特别累，所以就头晕。

但是当王婷回到家后,这种症状又出现了。

王婷:后来没想到我在家每次一从光亮的卧室走到阳台上,只要外边是黑的,眼前就什么都看不着,这种情况发生了好多次。

这究竟是为什么? 王婷暗想这种症状与前两天的干眼症有没有关系呢?

傅彦江:只能说暗适应能力有点下降,暗适应下降的人,天一暗下来,就不敢走路,不敢迈步,总怕脚底下绊到东西。

如此说来,王婷同学其实是在同一时间患上了两种眼部的疾病——干眼症和轻微的夜盲症,这究竟是巧合还是两种病本身就有着什么联系呢? 傅医生根据自己多年的眼科临床经验判断,这两种病的同时出现可能有着相同的原因——缺乏维生素 A。

傅彦江:视网膜的感光细胞中有一种物质成分叫作视紫红质,维生素 A 也要参与它的合成。如果维生素 A 缺乏,感光细胞的合成物质就会减少,减少以后,人在暗光线下视觉就会下降。另外还有泪腺退行性改变,如果缺乏维生素 A,泪腺就会退化,分泌泪液就会减少甚至停止。

看来眼部分泌的泪液减少、视紫红质的合成量降低都跟维生素 A 的缺乏有关,而这两种因素是导致干眼症和夜盲症的罪魁祸首。但是王婷在得知这个结果之后,竟然质疑傅医生对自己眼病原因的诊断,这又是为什么呢?

王婷:医生说我是缺少维生素 A,我觉得不可能啊,因为我又不在学校吃饭,我每天回家,因为学习压力特别大,我们家饮食搭配也都特别注意,我觉得自己根本不可能缺维生素。

可是,随着傅医生进一步的询问,真正的原因终于慢慢浮出水面。

王婷:医生还问我肠胃怎么样,其实一开始我挺纳闷,因为我是眼睛不舒服嘛,去看眼睛,她却问肠胃。不过我肠胃确实不太好,吃多了吃少了都胃疼,吃点凉性的东西就拉肚子。

肠胃不好会直接影响维生素 A 的吸收,这是因为维生素 A 在人体内由小肠直接吸收，而肠胃不好的人，往往会阻碍维生素A的正常吸收。针对王婷的病情，傅医生给她开了些维生素A的补充剂，问题不久就解决了。然而作为普通人，如何通过日常饮食来保证维生素A的摄入量呢？

傅彦江：维生素A是一个脂溶性维生素，它能溶解在各种脂肪里，存在于食品中，主要有动物的肝脏、牛奶、蛋黄，另外一些蔬菜中也有，像胡萝卜、韭菜、菠菜，还有青椒，一般最好用食补，食物补充更好，又安全又有营养。

的确，生活中包含维生素A的食物很多，动物的肝脏、牛奶、蛋黄、胡萝卜、韭菜、菠菜还有青椒，其中维生素A含量最多的要数动物的肝脏和胡萝卜了，因此多吃这两种食物就能高效、安全地补充维生素A。

(邹天奇)

钙易缺失　补有诀窍

关键词

胃肠功能没有问题的人，适宜选择碳酸钙

胃肠道不好的人，适宜选择葡萄糖酸钙、柠檬酸钙、乳酸钙

北京一位40多岁的张女士，最近腰酸背痛得非常厉害，到底是什么原因呢？

张女士：当时就是每天起床以后，腰特别酸，挺难受的，漱口还得哈着腰，也不敢直起来，每天下了班以后回家上楼梯得扶着栏杆。

腰酸背痛给张女士的生活带来很大影响。难道是自己不小心扭了腰吗？为此，她还专门请人进行按摩治疗。

张女士：按摩完了以后还是不好，我就找张大夫去了。

张自琴医生是北京积水潭医院的骨科专家,在检查了张女士的腰以后,发现她并没有受伤的迹象。

张自琴(北京积水潭医院副主任医师): 首先做了一些物理检查,让她做了腰椎的各个运动,结果一看,她的运动还属于正常范围,我当时考虑她会不会有椎间盘的问题。

张女士: 医生让我去拍一下X线片。

张自琴: 片子结果出来我一看没有明确的骨折,腰的弯曲度也是正常的,但是从这个片子上间断可以反映出,她骨头有缺钙的表现。

张女士: 我又做了一个骨密度的检查。

这次的检查结果把她吓了一跳。

张女士: 医生说好像骨密质有点疏松。

张自琴: 确实证实了我的判断,她就是有骨缺钙的表现。我就给她建议,需要一个补钙的治疗。

张女士没有料到,她不仅腰酸背痛,甚至还有了骨密质疏松的迹象,而背后的原因就是我们常听到的一个词——缺钙。张女士的遭遇其实也不是个别现象,根据以往的中国居民营养与健康状况调查,钙是中国人最缺乏的营养素,可见缺钙人群之广。当然,缺了钙不一定就像张女士那样腰酸背痛、骨密质疏松,也许还会有腿抽筋、盗汗、容易骨折等。凡是缺钙的人普遍关心的一个问题就是,用什么补钙的药品好,张女士也在盘算着这个问题。

听说缺钙还会带来更严重的后果,张女士想,那就赶紧补吧。但是怎么补呢?以前自己也经常去买保健品,发现药店里到处是补钙的东西,真是眼花缭乱,自己该吃哪种才行呢?

补钙的制剂虽然很多,从分类上讲主要有无机钙和有机钙两种。无机钙主要有碳酸钙、氯化钙、磷酸钙等,而有机钙主要包括柠檬酸钙、乳酸钙、葡萄糖酸钙等,这一点只要看看钙制剂的成分说明就可以知道了。关键的问题是,这两种钙,要根据自己的身体状况进行选择。

张自琴:无机钙最大的优点就是含钙量特别高,缺点就是吸收需要胃酸的参与,所以在临床上,一般对于胃肠功能比较好的人,没有什么消化道问题,就选择无机钙,比如说碳酸钙。

张自琴:另一种就是有机钙,有机钙的优点是吸收相对好一些,因为它在溶解的过程中不需要胃酸的参与,那么它适用于什么人群呢?假如说有些患者出现胃酸的缺乏,像我们临床上常常遇到一些疾病如萎缩性胃炎等,这些人选择有机酸钙就会更好一些。那么有机酸钙有哪些制剂呢?通常有葡萄糖酸钙、柠檬酸钙、乳酸钙等。

听了医生的话,张女士考虑到自己没有肠胃方面的疾病,就去药店买了含钙高的碳酸钙片,坚持吃了一段时间,心想,这下应该没问题了吧。

张女士:我吃了一个多月,还是没有明显的效果。

这下她可着急,不是补钙了吗,怎么还腰酸背痛啊,是自己补错了吗?情急之下,她又去找了张医生。

张自琴:我看了她拿来的钙剂,这是一个单纯的钙剂,里边不含维生素D,我再问她,你平时晒不晒太阳啊?

张女士:这跟晒太阳有什么关系啊?

是啊,补钙跟晒太阳有什么关系呢?其实钙有一个亲密的伙伴,那就是维生素D。没有维生素D的参与,补进去的钙再多也不容易被吸收,而是白白排出体外。人体可以自己合成维生素D,但有个重要的条件就是日光照射,经常参加户外活动,或者晒晒太阳,这样在日光的照射下,我们皮肤油脂里的某种物质,就会神奇

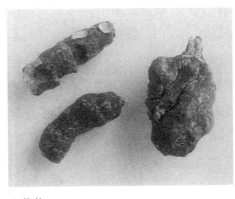

土茯苓

【功效】清湿热,解毒,利关节。

地转化成维生素D,帮助身体吸收钙。

张女士买的钙制剂没有额外添加维生素D,而她自己也不喜欢户外活动,上班在室内,不常接触阳光,下班回家也很少出去活动,缺了日光的照射,所以维生素D不够,补进去的钙没有很好地被吸收。

张女士:哦,明白了,还有这么大的关系,那以后我经常得上外边活动活动,每天坚持一到两个小时吧,在户外晒晒太阳,锻炼锻炼身体。

其实啊,为了更好地吸收钙,还可以选择那些本身就添加了维生素D的补钙剂。那有人就说了,我吃钙片的同时再吃点维生素D的制剂不就行了吗?这还真得提醒您,添加了维生素D的补钙剂是有科学配比的,如果要单补维生素D,请一定咨询医生,不要自作主张,因为维生素D虽然能促进钙吸收,但是如果过量服用,会出现低热、头晕、呕吐、头疼等中毒症状,可千万别矫枉过正。那咱们再回过头来说说张女士,这药物补钙的窍门算是掌握了,但听医生说食补胜过药补,所以平时也要注意饮食补钙,那她又是怎么做的呢?

张女士为了预防缺钙,还按照医生说的,注意多吃些补钙的食物,这不,今天没事,她又忙乎上了,她要做的就是据说能补钙的菠菜豆腐汤。

您平时是不是也是这样把菠菜直接和豆腐炖在一起呢?这个做法可是有问题啊。

翟凤英(中国营养学会研究员):错误的做法就是把菠菜切了以后,不用开水烫就直接放在汤里,这样菠菜中的草酸全部到汤里去,就跟豆腐里的钙或者是菠菜本身的钙结合成草酸钙了。而草酸钙是不被人体吸收的。所以正确的做法是先把菠菜用开水焯一下,去掉其中的草酸,再和豆腐一起炖就可以了。

这是张女士的另一道补钙食物——骨头汤,这道汤要想达到补钙的效果,做法也是有窍门的。

翟凤英:有营养学家做过一些试验,骨头熬了几个小时,甚至熬一天,再测试,这汤里都不含什么钙。原因是,骨头里的钙虽然多,但很难溶到汤中去。

翟凤英:正确的骨头汤应该怎么做呢? 要是用腔骨或者是棒骨这一类的,一定要把它尽量地打碎,一段一段的在锅里熬。再有一个方法就是把它打碎后,在高压锅里压一下,压得比较酥软,再熬它几个小时,骨头里边该溶的东西都溶出来了,吃骨头的时候,把能够咬得动的部分嚼一嚼。通过这一过程,骨头中的钙就能够被人体吸收。

张女士没想到,这补钙还有这么大的学问,她按照这些科学的方法烹制食物,选择适当的补钙制剂,注意多晒太阳,很快腰酸背疼的症状就消失了,又可以正常地工作和生活了。

要说补钙,推荐给您最好的食品还是牛奶,因为它不仅含钙量高,而且吸收也好! 排第二的就是豆浆、豆腐等豆制品了,当然,像虾皮、海带、芝麻酱这样一些常见食品含钙量也是比较高的。关键是要养成一个良好的习惯,就是一定要坚持吃才行,不能因为它们口味不对胃口就避而远之。

(兰孝兵)

浓茶咖啡　当心贫血

其实,有一些营养素和健康的知识就隐藏在自己的生活细节之中,比如张女士补钙失败,就是因为一个不爱晒太阳的习惯,而今天我们要认识的这位,也是一个忽略了生活细节而给自己健康带来麻烦的人,她就是刚刚找到工作,但身体却出现了问题的小徐。

小徐:在北京找工作也挺不容易的,尤其是我刚毕业,好不容易找到了一份,人家说体检合格了就可以签合同,我就赶紧去医院体检了。别的都合格,就是抽血结果显示,我血色素特别低。

验血处工作人员的一句提醒,让小徐心里忐忑不安,为了搞清楚自己身体到底怎么了,她赶紧去医院咨询,为她诊治的是北京中医药大学东直门医院的陈信义医生。

陈信义(北京中医药大学东直门医院血液肿瘤科主任医师):正常女性的血红蛋白应该是在10.5～14克之间(105～140克/升),低于10克(100克/升)就可以诊断为贫血,小徐的血红蛋白是5.4克(54克/升),就意味着是严重的贫血。

焦急的小徐担心贫血会影响自己的工作,但对陈医生来说,要进行治疗,就必须查明导致她贫血的原因。

小徐:陈大夫说,贫血的因素有挺多呢,做一个贫血检测,结果血清铁只有2.1,正常的人有9～26呢!

陈信义:这就意味着她体内的储存铁已经基本没有了。

铁是人体中非常重要的一个微量元素,而血清铁则是显示人体内铁储备多与少的一个重要指标,小徐的血清铁不足正常标准最低值的四分之一,再加上她严重偏低的血红蛋白和明显的症状,最后被确诊为缺铁性贫血。根据中国居民营养与健康状况调查结果,中国居民的贫血患病率平均为15.2%,其中绝大多数的原因都是缺铁,也就是说大约每7个人中就有一个得缺铁性贫血,不巧的是,小徐恰恰是这7个人中的一个。她的病是确诊了,那么能不能尽快地治好呢?

陈信义:一般这种情况下合理地补铁,或针对病因治疗的话,大约在一个月左右就能恢复。

为了尽快把贫血治好,回家之后,小徐就开始了她的补铁治疗。

小徐:按陈大夫说的,要吃一些含铁比较丰富的食物,我就四处打听什么食物含铁,买来就吃。一个多月之后,我想这下可补上来了吧,我就赶紧去医院复查。

小徐的复查结果却显示,她的血色素只恢复到了7.5,仍然是贫血的状态。

心急如焚的小徐赶紧又去找陈信义医生,想问个明白。

陈信义：正常情况下，一个月后血红蛋白基本可以达到正常，血清铁可能比较慢一点，但她为什么没达到正常呢？当时我也考虑，要不就是没有按规定去吃药，或是原来的生活习惯没有改变，或是用了干扰铁吸收的药物和食品。

那么，小徐在补铁过程中，是不是有这些问题呢？我们不妨一起来看看她吃了什么补铁的食品。

小徐：陈大夫建议我多吃些瘦肉什么的，可是我想减肥，但还要补铁，我又不想吃瘦肉，听人家说蔬菜也可以补铁，比如菠菜啊，然后我就吃了好多菠菜，每顿饭几乎都吃菠菜。

陈信义：菠菜中含有一定的铁，但不像平常说的含铁量很高，另外菠菜里的铁不太容易被吸收，所以不要认为光吃菠菜就能够把铁补上去，最好还是多吃动物的肌红蛋白，就是瘦肉吧。

虽然菠菜不是补铁的最好选择，但只要按时服用补铁剂，她的血红蛋白也应该接近正常值10克左右，陈医生觉得这不是她补铁缓慢的主要原因。

那么，原因会不会是小徐服药不当呢？我们来看一下，她往手里倒了两种药，这些都是补铁的药剂吗？

小徐：不是，一个是补铁的，还有一个是补钙的，我听人家说30岁之后再补钙就来不及了，年轻的时候就得补，所以我就趁年轻时候多吃些钙片，我想都是营养的，就一起吃了。

陈信义：她把钙和铁一块吃，按道理讲不是太科学，铁和钙同样属微量元素，可能产生竞争的吸收机制，钙吸收多了，铁就吸收少了。假如要补钙，钙和铁应该相隔一段时间来服用。

然而小徐每天只吃一次钙片，而补铁剂则要吃三次，即使铁的吸收受到影响，血红蛋白也不会只有7.5克（75克/升），陈信义医生认为肯定还有更关键的因素。

食补和药补都检查过了，还有什么问题呢？我们也帮小徐看看，是不是忽略了什么。哎？您看小徐吃饭的时候，不停地喝着什么，难道也是药吗？

小徐：那是茶，有时候是咖啡。上学的时候，为了提神，养成了喝茶喝咖啡的习惯，而且特别喜欢喝浓的，一天能喝5～6杯，吃饭看电视，什么时候都喝，而且经常边吃饭边喝。

陈信义：吃饭当中有时喝茶，有时喝咖啡，另外吃完饭紧接着就补铁，这样，可能咖啡或茶对铁的吸收有一定的影响。咖啡和茶中含有一些物质，它可以和铁结合，形成一种不被肠道吸收的沉淀物——络合物。这样虽然补了，但没有达到有效地吸收。

原来，真正导致小徐补铁缓慢的原因是她爱喝浓茶和咖啡的习惯。

陈信义：长期地饮用浓茶和咖啡，会导致缺铁性贫血，它能直接影响铁在肠道的吸收。适当地喝是可以的，不要在饭中或服补铁剂的同时饮用茶。

听了陈医生的话，小徐恍然大悟。她回去后及时调整了自己的饮食习惯，很快缺铁性贫血就得到了治愈，现在她已经顺利地和用人单位签了合同，走上了工作岗位。

一个看似平常的饮食习惯，却成了健康的障碍。有资料显示，吃正餐的时候喝茶会减少铁质吸收量达60％，喝咖啡会减少40％，更何况小徐本来就缺铁，还这么喝浓茶咖啡，当然会非常影响补铁的效果了。如果您也喜欢长期、大量地喝浓茶与咖啡的话，就要注意了，应该适当地调整一下饮用的时间，可别让贫血找上门来。

（兰孝兵）

儿童补锌　过犹不及

关键词

急性锌中毒主要表现为腹痛

要说这营养素，的确是人们生活中非常敏感的话题了。特别是现在父母把孩子的营养看得十分重要，给孩子补营养品几乎成了一种下意识的行为，我们今天要认识一位吴女士，她有一个7岁半的女儿叫明明，和许多父母一样，明明的营养和健康最近就让吴女士非常烦恼。

明明：我肚子疼！

吴女士：是不是肠炎呢？吃什么东西吃坏了呀？我就赶紧到抽屉里翻药去了。

当时，心急如焚的吴女士赶紧给女儿吃了治肠胃炎的药，不知是不是服药的原因，过了不久，明明的腹痛减轻了许多。但此后孩子就不断地出现肚子疼的症状，而肠胃药却好像没有很大的作用。

吴女士：再后来，她还是哭着喊着跟我嚷肚子疼。我又琢磨了，是不是孩子肚子里有蛔虫之类的呀？

吴女士的女儿小时候曾经有过因蛔虫而肚子疼的经历，她以为既然不是肠胃炎，肯定就是闹蛔虫呢！

吴女士：吃了几天治蛔虫的药，症状没见缓解，还是时不时跟我说肚子疼，我非常着急。

吴女士带着明明去医院，接诊的儿科医生杨海河经过检查，也排除了明明患肠胃炎和寄生虫的可能。

杨海河（北京妇产医院儿童保健所副主任医师）：这孩子有没有可能是铅中毒啊？毕竟现在大城市铅的污染还是很严重的。

吴女士：我这心里就特害怕特着急，吃什么东西，铅中毒了？

铅中毒在儿童中经常出现，主要症状就是腹痛，吴女士的女儿是不是铅中毒呢？只要查一查血液中的铅含量是不是超标就能知道了。

杨海河：不是，血铅结果是正常的。

吴女士：大夫一说不是铅中毒，我这心里踏实多了，可是她老肚子疼，到底怎么回事呢？我心里还是揪着，放心不下。

是啊,不是肠胃炎,不是因为寄生虫,也不是铅中毒,那为什么总是肚子疼呢?杨医生决定从孩子的生活起居中寻找原因。

杨海河:孩子最近生活跟以前有什么不一样吗?

吴女士:我就在想,没有什么不一样啊!倒是前些时候给她补了点营养品。

那么,吴女士给孩子补了什么营养品呢?

吴女士:就是补锌的葡萄糖酸锌啊!

锌?杨海河医生似乎觉得找到了线索。

杨海河:您怎么知道孩子缺锌?

这下吴女士还真被问住了!那她是怎么想起要给孩子补锌的呢?

吴女士:因为在几个月之前,我们家孩子不爱吃饭,吃饭特费劲。后来我就跟街坊邻居打听,他们就告诉我说孩子缺锌就是不爱吃饭、挑食。如果缺得多了,还影响发育呢,头发发黄,身体素质也受到影响,说赶紧补点锌吧。我一听就赶紧上药店买了几盒,给她一直吃着葡萄糖酸锌呢!

刚开始,孩子觉得那是药,总不愿意喝,但渐渐地,她却迷上了葡萄糖酸锌那酸酸甜甜的味道,于是从不想喝到愿意喝,从主动喝到越喝越多,有时候一天能喝七八支,甚至十几支。吴女士觉得既然是营养品,也就乐得见到孩子这么主动。这种状态,一直持续了四五个月。但是孩子是不是缺锌呢?吴女士还真是说不上来。

听了吴女士的话,杨医生决定马上对孩子进行血锌的检查。血锌,是判断身体中锌含量多少的重要参考指标,这个检查结果,将有可能揭开明明反复腹痛的秘密!

杨海河:血锌是正常的。

结合血锌检查结果和病史询问,杨医生认为明明腹痛另有隐情。

杨海河:我详细分析了一下,觉得她还是锌过量,也就是锌中毒吧。

作为一种微量营养素——锌,几乎是生命活动中各个环节必不可少的东西,所以又有一个别名叫"生命之花"。缺锌像对明明这样大的孩子来说,危害是很大的,轻则食欲不振,重则生长迟缓、免疫力低下,而曾经有统计资料表明,中国儿童有四成都存在着锌摄入不足的问题,所以现在做父母的都像吴女士一样非常关注孩子是不是缺锌,那么吴女士给孩子补锌,怎么会落了一个锌中毒的结果呢?

血锌检查结果正常,说明吴女士的孩子根本就不缺锌,而她长时间超量服用锌制剂,造成了锌中毒。

杨海河:这孩子喝得太多了!每天喝十几支,合计元素锌差不多就得30～50毫克,对这么大的孩子来说,她每天共推荐的摄入量也就是12毫克左右,等于超过五倍,容易表现为锌过量,也就是锌中毒的表现。急性锌中毒主要表现为腹痛,如果长期过量补锌,还有更可怕的后果。

杨海河:长期慢性过量的话,它也可以导致其他微量元素的代谢障碍,比如说铜,甚至可以引起顽固性贫血。

吴女士:咳!你看你看,本来不缺锌,净给人瞎补,补出事来了吧,孩子老肚子疼!

虽然有些后悔,但吴女士还是有疑问,那孩子几个月前厌食,难道不是缺锌吗?

杨海河:因为不爱吃饭怀疑到缺锌,我觉得可以理解,毕竟缺锌是引起食欲差的一个重要因素,但是不能反推。它不是缺锌的特异性症状,也就是食欲差不一定是缺锌导致的。

吴女士只是根据孩子不爱吃饭这一点,就认为孩子缺锌,结果长期过量服用补锌剂,造成了孩子锌中毒。

杨海河:不能越过诊断这一关,这孩子到底是不是缺锌,必须经过专业的大夫诊断,缺就补,不缺是不能补的。

吴女士:回去以后,就把这个营养品停了,不让她吃了孩子肚子也不疼了,现在吃东西、一切活动都挺正常,孩子活蹦乱跳的,整天高高兴兴,挺好的。

您看,本来想给孩子补营养,结果弄巧成拙,反而补出了一个锌中毒。我们提醒您,如果以锌制剂或者是保健品来补锌的话,一定要在医生的指导下服用,千万不要像吴女士一样认为只要是营养品,补得越多就越好。

(兰孝兵)

"膳"待蛋白质

关键词

有肝、肾疾病的患者补充蛋白质一定要咨询医生

北京的李先生平时很注意保养自己,尽管年近六十,身体却一直很不错,然而最近的一次体检结果让他有些忐忑不安。

李先生:验血结果出来以后,提示肌酐指标超常,当时我对肌酐也不太了解,就去咨询大夫,大夫说肌酐指标高证明你肾脏有问题。

肌酐是肾功能检查的重要项目之一,很多原因可以导致肌酐指标升高,但其中有很大的可能性就是肾功能不全。李先生3月体检时,肌酐指标为106,还是正常的,而10月的检查中肌酐指标升高到135,超出了正常范围,难道在这半年多时间里,李先生的肾脏真的出现了问题?

张京慧(北京世纪坛医院干部医疗科副主任医师):我给他做了肾功能的评价,发现他的肾功能是在正常范围的。

肾没有问题,李先生大为放心,但肌酐异常的原因依然没有找到。

张京慧:我就怀疑他有没有高蛋白饮食的可能,问了他饮食的情况,有没有高蛋白饮食的摄入,比如说鸡鸭鱼肉这些东西吃得过多了。

对于医生的怀疑，李先生有点想不明白。

李先生：平常吃饭的时候，我还是特别注意多吃青菜多吃水果，鱼啊、肉啊、虾啊这些高蛋白东西吃得不是特别多。

不过，反复提到"蛋白"这个词，还是让李先生想起一样东西。

李先生：工作比较紧张，有时候特别疲劳，所以就有朋友推荐我吃蛋白营养品，每天早晨两勺，晚上两勺，从8月份到10月份，从来没有间断过。

难道就是这个蛋白营养品的原因吗？在医生建议下，李先生停止服用这种蛋白营养品，半年之后，他再次参加体检，肌酐的指标已经恢复正常。

张京慧：正常人每天摄入蛋白质是有一定量的，因为人体所有的蛋白质代谢产物都要通过肾脏来排泄，如果长期高蛋白饮食，大量的代谢产物要通过肾脏来排泄，是会加重肾脏负担的，所以会造成肾损害。

这个结果证实了医生的猜想，李先生肌酐指标升高就是过量摄取蛋白质导致的。

人体有六大必需营养素：蛋白质、脂肪、碳水化合物、维生素、矿物质和水，其中蛋白质是最重要的。成年人如果缺乏蛋白质，就会出现消瘦、贫血、浮肿、免疫能力下降等不良现象，所以您会发现，身边有很多人像李先生一样，虽然不知道自己是不是缺乏，但是为了提高免疫力，就服用蛋白营养品，但是蛋白质虽然重要，也是要适量的，不是越多越好。

于康（北京协和医院营养科副主任医师）：一个成年人，每天每千克体重需要1克的蛋白，这是我们国家的标准。不过不同的人有一个上下浮动，比如说1千克体重需要的蛋白在0.9～1.1克这个范围。对很多人来说，如果可以正常吃饭，特别是保证有一个相对均衡的膳食，不存在包括慢性腹泻、消化吸收不良和其他的疾病造成蛋白质丢失或者合成障碍的情况，就不会出现蛋白质缺乏的问题。

李先生的经历说明，健康成年人一般不会缺乏蛋白质，盲目补充只能适得其反。其实在我们日常吃的东西中，都不同程度地含有蛋白质，含蛋白质比较丰富的动物性食品有鱼类、畜禽肉类、蛋类、奶类，植物性食品有谷物类、豆类等。把这些食物合理分配在一日三餐中，就能满足蛋白质的获取。

干地黄
【功效】滋阴，养血。

于康：一个成年人，一天如果能喝一到两袋牛奶，一袋250毫升，加上100～150克的瘦肉，再加上一个完整的鸡蛋，一定量的主食，100克左右的豆制品或者是相应的豆浆，这些东西加在一起，基本上可以满足人体所需要的蛋白质总量。

成年人一般不缺乏蛋白质，但处在生长发育阶段的青少年，对各种营养的需求都很大，他们又该如何合理补充蛋白质这种营养素呢？

17岁的北京学生维维正在寄宿学校上高中，学习任务比较重，而她的母亲李女士担心孩子的营养不够，给她准备了许多的保健营养品，其中就有补充蛋白质的蛋白粉。

李女士：这一阶段孩子学习压力比较大，用脑程度比平时要高，怕营养不够，周围的好多同学也在补。我们觉得也挺盲目的，但补充一些肯定会有好处的。

李女士的担心和做法是时下很多父母共有的，那么给孩子补充营养就一定要通过保健营养品吗？蛋白粉能不能解决孩子的营养问题呢？

于康：食物是很自然的东西，任何一种含有蛋白质的食物，比如说一份肉类，或者一份鸡蛋，或者一份牛奶，这些含有蛋白质的同时，还含有

健康提示

成年人"膳"待蛋白质：

一袋牛奶（250毫升）；

100～150克（2～3两）瘦肉；

一个鸡蛋；

100克（2两）豆制品；

适量主食。

其他对人体重要的营养素,比如说钙、铁、锌、铜和一些维生素,这些东西是蛋白粉这种补充制剂中所不含有的,如果偏废了这些自然食物而单去补充蛋白粉,那可能蛋白质够了,但是其他的微量元素或者常量元素又缺乏了,蛋白质就会不平衡,人的健康大厦就会倾斜。

所以,专家建议,即使是对特别需要蛋白质的青少年来说,也应该主要通过合理饮食来获得。

健康提示

青少年"膳"待蛋白质:

两袋牛奶,早晚各一袋;

两个鸡蛋,早晚各一个;

平均350~400克(7~8两)主食;

200~250克(4~5两)瘦肉。

于康:青少年的主食量要比成年人更大,一天平均多出100~150克(2~3两)的主食,这样就可以从主食中吸取一部分的植物性蛋白质。可以比成年人多增加一袋鲜奶,一天喝两袋鲜奶,早晚各一袋,在餐后服用,不要空肚子喝。青少年也可以考虑一天增加一个鸡蛋,就是一天吃两个鸡蛋,也可以分成早晚来进食;每天增加50~100克(1~2两)的瘦肉,包括来自于鱼、虾、海产品以及猪牛羊肉的瘦肉。

中国营养学会制定的《中国居民平衡膳食宝塔》,宝塔从下往上,代表我们每天应该吃的五类食物。第一层谷物,第二层蔬菜和水果,第三层鱼、肉、蛋,第四层奶类和豆类,第五层油脂,而从下往上,各层的面积越来越小,代表相应的食物在膳食中的比重是逐渐减少的。参照这个膳食宝塔来安排每天的饮食,就能保证营养的全面和均衡,当然蛋白质也就能够满足身体需要了。看到这里,读者可能就有疑问了,好像大家都可以通过饮食来摄取必需的蛋白质,那为什么还会有这样那样的蛋白质营养品呢? 什么人需要这些营养品呢?

于康:某些不能正常吃饭,比如蛋白质代谢、合成障碍的患者,或者是饭量很少,或者对于一些动物食品过敏,在这些情况之下,动物蛋白质摄入就非常有限了,可以选择一些优质蛋白质,比如蛋白粉或者氨基酸制剂来进行补充。

然而,面对种类繁多的营养补品,即使需要利用蛋白质类营养品,也不能够盲目选用,在选用时,一定要注意一些问题。

王福才(中国保健协会理事):

第一要找国家有关部门认证的、有批准文号的产品;第二找适合自己的产品,比如说自己是什么样的状态,需要补充哪一类的产品;第三需要了解它的主要成分,就是功能成分,看是不是人体所必需的基础物质;第四就是要注意这些产品是否会引发身体某一方面的问题,这就要向医生咨询了。

营养专家告诉我们,无论是维生素、矿物质、蛋白质,还是其他营养元素,在我们的身体里都要讲求"均衡"和"适量",从这个角度来看,缺乏营养和过量获取营养都破坏了均衡,都是属于营养不良。上面提到的几个例子,也多是忽略了"均衡"和"适量",结果给自己或者家人的身体制造了麻烦,希望我们的分析有助于您科学认识营养素,冷静地看待眼花缭乱的营养品,关键是要养成良好的生活习惯,注意营养均衡,保持身体健康。

(兰孝兵)